补对钙铁锌

宝宝更专注 少生病

梁芙蓉 编著

北京大学第一医院妇产儿童医院儿科主任医师
中国优生科学协会临床营养工作组委员会委员

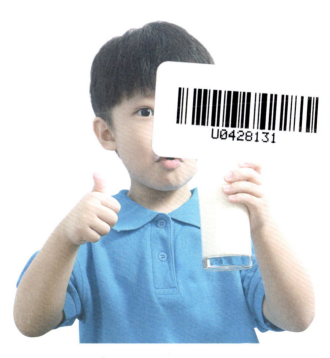

中国轻工业出版社

图书在版编目（CIP）数据

补对钙铁锌宝宝更专注少生病/梁芙蓉编著．——北京：中国轻工业出版社，2019.4
ISBN 978-7-5184-2355-2

Ⅰ．①补… Ⅱ．①梁… Ⅲ．①儿童－微量元素营养 Ⅳ．①R153.2

中国版本图书馆CIP数据核字（2019）第010804号

责任编辑：侯满茹
策划编辑：翟　燕　侯满茹　　责任终审：张乃柬　　整体设计：杨　丹
版式设计：悦然文化　　　　　　责任校对：晋　洁　　责任监印：张京华

出版发行：中国轻工业出版社（北京东长安街6号，邮编：100740）
印　　刷：北京博海升彩色印刷有限公司
经　　销：各地新华书店
版　　次：2019年4月第1版第1次印刷
开　　本：720×1000　1/16　印张：14
字　　数：270千字
书　　号：ISBN 978-7-5184-2355-2　定价：49.80元
邮购电话：010-65241695
发行电话：010-85119835　传真：85113293
网　　址：http://www.chlip.com.cn
Email：club@chlip.com.cn
如发现图书残缺请与我社邮购联系调换
171222S3X101ZBW

前言

现在宝宝对营养的要求非常高，父母要正确认识各种营养素在宝宝成长中的作用，为他做到膳食均衡，以利于他在身体、心理、智力等方面都能均衡发展。

由于小朋友现在面临的课业压力大，竞争激烈，因此需要聪明的头脑、良好的体力和充沛的精力。这就给家长提出更高的要求，不仅要提供宝宝均衡的膳食，更要了解如何正确为宝宝补充营养。

家长忙着为宝宝补充营养，很容易被铺天盖地的保健品广告迷了眼，往往白花了钱，还伤害宝宝的身体。尤其现在有些厂商为了卖产品，宣称宝宝缺钙、缺铁、缺锌。家长要对钙铁锌这些矿物质有正确认知，弄清宝宝是否缺这些营养素，千万不能乱补。

那么，补充钙铁锌，怎样做才算是科学、安全、有效呢？

"工欲善其事，必先利其器""药补不如食补"，只有清楚了解钙、铁、锌缺乏的表现和补充技巧，才能为宝宝补对这些矿物质。

基于此，本书依据宝宝生理发育情况和营养需求，结合宝宝的饮食特点，精选出各种补钙、补铁、补锌食材，并对每种食材的营养成分、补充原理、最佳搭配等进行介绍，另附上实用的营养提醒，让家长不再烦恼：补充钙铁锌应该吃什么、怎么吃、吃多少。

在宝宝成长的每个阶段，家长都该为他烹制出集色、香、味于一体的美味佳肴，让宝宝在简单的一日三餐中轻松获取充足的营养，为成长加分。

目录

Part 1 开启宝宝健康的钥匙，从正确认识钙开始

宝宝缺钙、维生素 D 的信号	12
是什么偷走了宝宝体内的钙	14
这样补钙，宝宝从小不缺钙	15
确定钙的摄入量	15
缺多少补多少	15
不同阶段的补钙重点	17
需要加强补钙的几个时期	19
与补钙有关的营养细节	20
宝宝晒太阳讲究多	21
儿科营养师小课堂	
了解晚了会留下遗憾	22

Part 2 食物补钙，宝宝身体强壮长得高

补钙明星食材　24

牛奶 / 促进骨骼发育	24	
酸奶 / 钙吸收率高	25	
奶酪 / 保持牙齿健康	26	
黄花鱼 / 钙和维生素 A 的好来源	27	
泥鳅 / 预防佝偻病	28	
鲈鱼 / 促进体内钙吸收	29	
虾 / 补钙和蛋白质	30	
豆腐 / 增强骨骼	31	
芝麻酱 / 补钙健骨	32	
海带 / 预防缺钙	33	
紫菜 / 促进骨骼健康	34	
小白菜 / 预防佝偻病	35	
油菜 / 补钙固齿	36	
荠菜 / 促进骨骼发育	37	
苋菜 / 促进骨骼生长	38	

补钙明星食谱　39

0~6 个月哺乳妈妈补钙食谱　39

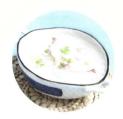
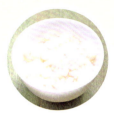
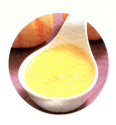

花生牛奶	39	花豆腐	55
生滚鱼片粥	39	**1~2 岁宝宝补钙食谱**	56
冬笋黄花鱼汤	40	小白菜丸子汤	56
三丁豆腐羹	41	虾皮黄瓜汤	56
山药鱼头汤	41	日本豆腐蒸虾仁	57
木瓜鲫鱼汤	42	牛奶西蓝花	58
鱼头海带豆腐汤	43	核桃花生牛奶羹	58
6~9 个月宝宝补钙食谱	44	牛奶蒸蛋	59
米汤蛋黄糊	44	牛奶小馒头	60
鱼肉香糊	44	鱼肉羹	60
蔬菜米糊	45	鲜虾烧卖	61
蛋黄南瓜羹	46	双色饭团	62
蛋黄稠粥	46	海带黄瓜软饭	62
紫菜蛋黄粥	47	蛋包饭	63
油菜土豆粥	48	**2~4 岁宝宝补钙食谱**	64
油菜蒸豆腐	48	蛋黄豆腐羹	64
炖鱼泥	49	草菇烩豆腐	64
虾肉泥	50	紫菜鲈鱼卷	65
豆腐软饭	50	牛奶玉米汤	66
9~12 个月宝宝补钙食谱	51	黄鱼粥	66
海带豆腐粥	51	虾仁鱼片炖豆腐	67
双色豆腐	51	海带木瓜百合汤	68
鱼肉土豆泥	52	清蒸鲫鱼	68
香菇苹果豆腐羹	53	莲蓬虾蓉	69
胡萝卜小鱼粥	53	黄鱼饼	70
黑芝麻木瓜粥	54	清蒸小黄鱼	70
鲜汤小饺子	54	番茄鱼丸汤	71

牛奶枸杞银耳羹	72	虾皮腐竹	76
清蒸基围虾	73	水晶虾仁	77
4~6岁宝宝补钙食谱	74	火龙果牛奶	78
海带烧豆腐	74	奶香玉米饼	78
香干肉丝	74	麻酱拌茄子	79
虾皮鸡蛋羹	75	海苔卷	80
银鱼烧豆腐	76		

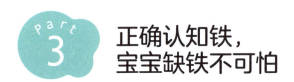

Part 3 正确认知铁，宝宝缺铁不可怕

宝宝缺铁的信号	82	与补铁有关的营养细节	89
是什么偷走了宝宝体内的铁	84	促进铁吸收的因素	89
这样补铁，宝宝从小不贫血	85	抑制铁吸收的因素	90
确定铁的摄入量	85	烹调方法有讲究	91
缺多少补多少	85	**儿科营养师小课堂**	
不同阶段的补铁重点	87	缺铁性贫血如何食补	92

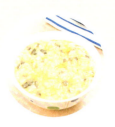
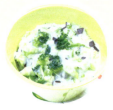
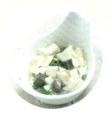

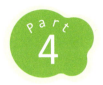

Part 4 食物补铁，宝宝注意力集中，不贫血

补铁明星食材

猪血 / 预防缺铁性贫血	94	
鸭血 / 补铁	95	
猪肝 / 补血，调节免疫力	96	
鸡肝 / 调节免疫力	97	
牛瘦肉 / 调节免疫力	98	
猪瘦肉 / 补充蛋白质和脂肪酸	99	
鸡蛋 / 健脑益智，保护肝脏	100	
带鱼 / 养肝补血	101	
黑芝麻 / 养血润肠	102	
红豆 / 减少贫血的发生	103	
红枣 / 补铁	104	
木耳 / 补气血，清肠胃	105	
金针菇 / 有利营养素吸收	106	
桃子 / 益气补血	107	
樱桃 / 补血	108	
葡萄 / 预防缺铁性贫血	109	

补铁明星食谱

0~6 个月哺乳妈妈补铁食谱 110
柿子椒炒牛肉片 110
猪肝菠菜粥 110
银耳木瓜排骨汤 111
花生鸡脚汤 112
红枣桂圆粥 112
鸭血木耳汤 113
红枣党参牛肉汤 114
双耳羹 114
花生红枣鸡汤 115

6~9 个月宝宝补铁食谱 116
牛肉汤米糊 116
瘦肉泥 116
菠菜鸭肝泥 117
蛋黄泥 118
蛋黄土豆泥 118
猪肝蛋黄粥 119

9~12 个月宝宝补铁食谱 120
牛肉蓉粥 120
番茄泥猪肝 120
圆白菜西蓝花糊 121
冬瓜球肉丸 122
肉末蛋羹 122
番茄蛋黄粥 123
鸡肉木耳粥 124
菠菜瘦肉粥 124

红枣核桃米糊	125	黑芝麻豆浆	135
1~2岁宝宝补铁食谱	126	牛肉萝卜汤	136
鸡蛋饼	126	三黑粥	136
玉米肉圆	126	鲜茄肝扒	137
温拌双泥	127	**4~6岁宝宝补铁食谱**	138
鸡蛋炒莴笋	128	菠菜炒猪肝	138
红枣莲子粥	128	鸡血炖豆腐	138
黄瓜镶肉	129	猪肉韭菜水饺	139
鹅肝蔬菜泥	130	土豆烧牛肉	140
菠菜猪血汤	130	鸭肝粥	140
胡萝卜猪肝面	131	鸭血豆腐汤	141
2~4岁宝宝补铁食谱	132	豉香牛肉	142
芹菜洋葱蛋花汤	132	木耳炒肉片	142
燕麦芝麻豆浆	132	蔬菜蛋包饭	143
牛肉蔬菜粥	133	胡萝卜烩木耳	144
鸭血鲫鱼汤	134	牛肉炒西蓝花	144
桂圆红枣豆浆	134		

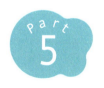

Part 5 给宝宝科学补锌，妈妈应该知道的事儿

宝宝缺锌的信号	146	缺多少补多少	149
是什么偷走了宝宝体内的锌	148	不同阶段的补锌重点	151
这样补锌，宝宝从小不缺锌	149	**儿科营养师小课堂**	
确定锌的摄入量	149	几个补锌误区，新手宝妈别中招	154

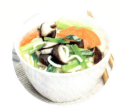
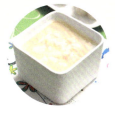
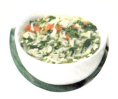

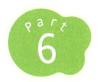

Part 6 食物补锌，宝宝食欲好、眼睛亮、脑瓜灵

补锌明星食材		156	补锌明星食谱	176
牡蛎	/补锌首选	156	0~6个月哺乳妈妈补锌食谱	176
扇贝	/增进食欲	157	牡蛎豆腐汤	176
蛤蜊	/促进生殖器官正常发育	158	清炖鲫鱼	176
鲤鱼	/健脑、明目	159	牛肉小米粥	177
鲫鱼	/维持味觉和食欲	160	花生炖猪蹄	178
鸡肉	/促进大脑发育	161	花生红豆汤	178
小米	/补锌	162	三丝黄花汤	179
大米	/增强抵抗力	163	香菇胡萝卜面	180
黄豆	/促进皮肤伤口愈合	164	海鲜巧达浓汤	180
绿豆	/避免细菌感染	165	红菇炖蒸鸡	181
花生	/促进智力发育	166	百合干贝蘑菇汤	182
松子	/益智、明目、通便	167	鸡丝豌豆汤	182
核桃	/有利于智力发育	168	熘鱼片	183
鸭蛋	/补脑、明目	169	6~9个月宝宝补锌食谱	184
口蘑	/调节免疫力	170	西蓝花鳕鱼泥	184
菠菜	/维持视力正常	171	菠菜鸡肝泥	184
韭菜	/改善食欲不振	172	番茄鳜鱼泥	185
菜花	/保持正常味觉	173	鸡肉青菜粥	186
胡萝卜	/有助于改善夜盲症	174	芋头鲫鱼泥	186
苹果	/开胃促食	175	核桃燕麦米汁	187
			菜花鸡肉糊	188

胡萝卜鳕鱼粥	188	2~4 岁宝宝补钙食谱	207
豆腐肉末粥	189	奶油菠菜	207
玉米绿豆米糊	190	奶油虾仁	207
鱼头汤	190	鸡肉丸子汤	208
南瓜鲈鱼糊	191	鹌鹑蛋菠菜汤	209
9~12 个月宝宝补锌食谱	192	香椿肉末豆腐	209
鸡蓉汤	192	培根焗扇贝	210
鸡汤馄饨	192	胡萝卜西芹鸡肉粥	211
栗子蔬菜粥	193	茄汁黄豆	211
胡萝卜牛肉粥	194	清蒸牡蛎	212
黑芝麻小米粥	194	奶油口蘑培根面	213
蔬菜排骨汤面	195	三文鱼汤	213
鱼肉青菜粥	196	蜜汁烤鸡翅	214
鸡丝粥	197	奶香口蘑面包	215
生菜虾仁粥	197	玉米苹果沙拉	215
黄花菜瘦肉粥	198	肉镶口蘑	216
1~2 岁宝宝补锌食谱	199	**4~6 岁宝宝补锌食谱**	217
胡萝卜鸡蛋碎	199	牡蛎南瓜羹	217
虾仁菜花	199	扬州炒饭	217
干贝蒸蛋	200	罗勒蛤蜊汤	218
蘑菇奶油烩油菜	201	三彩菠菜	219
肉末胡萝卜黄瓜丁	201	板栗油菜炒香菇	219
水果沙拉	202	香煎鳕鱼	220
鸡肝小米粥	203	粉丝扇贝南瓜汤	221
木耳蒸鸭蛋	203	胡萝卜炒肉丝	221
鱼肉豆芽粥	204	蒜煎虾	222
鸡蛋菠菜泥	205	鲫鱼汤	223
韭菜炒鸭肝	205	松子薯泥	223
南瓜黄豆粥	206	虾仁山药	224

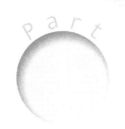

开启宝宝健康的钥匙，从正确认识钙开始

宝宝缺钙、维生素 D 的信号

婴幼儿时期是人一生骨钙积累的关键时期,宝宝缺钙对生长发育的影响不容小觑。维生素 D 促进钙吸收,所以出生数天后补充维生素 D。那么,宝宝缺钙、维生素 D 了都有哪些信号呢?

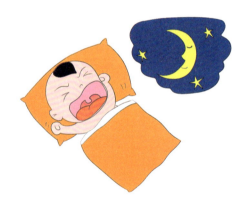

白天烦躁不安,晚上不容易入睡,入睡后常突然惊醒,啼哭不止。

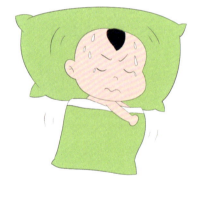

多汗,即使天气不热,也容易出汗,尤其是夜间啼哭后出汗更严重。

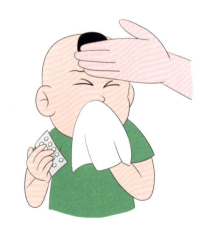

健康状况不好,容易感冒。

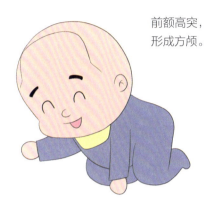

前额高突，形成方颅。

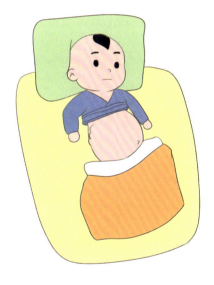

患串珠肋，会压迫肺脏，使宝宝通气不畅，易患气管炎、肺炎。

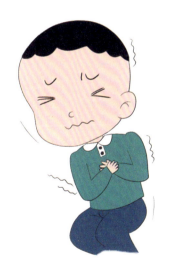

阵发性抽筋，胸骨疼痛。

是什么偷走了宝宝体内的钙

宝宝正处于生长发育的黄金期,身体的每个器官都在迅速生长,体内的各项功能也正在不断完善,对钙的需求量也会逐渐增长。不过,有些饮食习惯容易让宝宝体内的钙流失。

- **饮食单一**
  饮食搭配不合理,含钙食品摄入过少,是引起缺钙的重要原因之一。

- **钙磷比例不合理**
  很多宝宝喜欢喝碳酸饮料,而碳酸饮料含磷量高,导致钙磷比例不合理,影响钙吸收。

- **体内维生素 D 合成不足**
  高层建筑日益增多,宝宝接受阳光照射的机会越来越少,导致体内维生素 D 合成不足。维生素 D 可促进钙吸收,其合成量减少,必然会引起钙吸收减少。

- **一些疾病致使钙流失**
  腹泻、肝炎、胃炎、呕吐等病症会引起钙吸收不良或钙大量流失。

- **钙储备量不足**
  如果妈妈在孕期缺钙的话,就很容易导致宝宝的钙储备量不足,尤其是早产和多胎妊娠的情况。

这样补钙，宝宝从小不缺钙

确定钙的摄入量

年龄	每日钙摄入量
0～6个月	200毫克
6个月～1岁	250毫克
1～4岁	600毫克
4～6岁	800毫克

注：以上数据参考《中国居民膳食指南（2016）》。

缺多少补多少

宝宝每天钙的来源有母乳、配方奶、添加辅食后的强化米粉以及其他含钙食物。

不同乳类含钙的区别

乳类	含钙量	吸收率
母乳	28±2毫克/100毫升（上海市区）	相对较高
配方奶	51～53毫克/100毫升	不如母乳高
牛奶	约104毫克/100毫升	1/3以游离态存在，直接就可以吸收，另外2/3的钙结合在酪蛋白上，这部分钙会随着酪蛋白的消化而被释放出来，也很容易吸收

注：以上数据参考《新生儿营养学》《中国食物成分表》。

通过这些数据，大致可以算出宝宝的钙摄入量为多少。在估计了从以上食物来源所摄入钙量的基础上，再看自家宝宝是否需要补钙。

比如0～6月龄宝宝，一天需要200毫克的钙，宝宝的钙来源是纯母乳，妈妈要合理哺乳才能满足宝宝一天的需要。但由于婴儿晒太阳少，缺乏维生素D，所以还需要在医生指导下合理服用维生素D，以促进钙的吸收。

1~4岁的宝宝，每天需要600毫克的钙，每天的钙来源主要包括

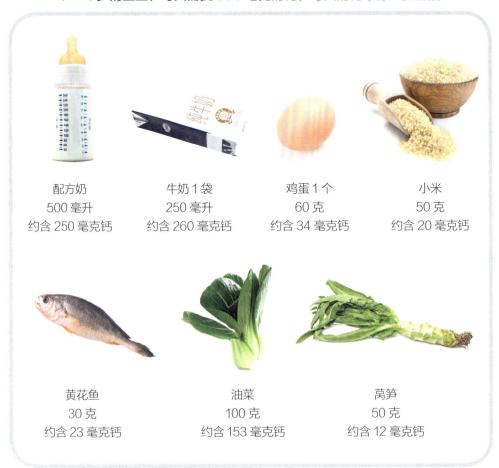

配方奶	牛奶1袋	鸡蛋1个	小米
500毫升	250毫升	60克	50克
约含250毫克钙	约含260毫克钙	约含34毫克钙	约含20毫克钙

黄花鱼	油菜	莴笋
30克	100克	50克
约含23毫克钙	约含153毫克钙	约含12毫克钙

补钙要从钙的摄入量、吸收率和沉积率三个方面来衡量。在宝宝消化吸收功能正常的前提下，一天晒30~60分钟太阳，钙的吸收率会增加70%，因此，每天保证以上食材的摄入，且1岁以上的宝宝晚上睡前1小时再喝一杯牛奶（≥60毫升），就能满足一天的钙需求了。

○ 专家连线 ○

如何合理补充钙和维生素D

一般宝宝1岁前吃母乳或配方奶，1岁后可喝牛奶，每天500毫升牛奶加上食物中所摄取的钙，就可满足钙的需求量。补钙的同时应补充维生素D，以促进钙吸收。2岁以上的宝宝，生长发育速度减缓，夏天多晒太阳、调理膳食即可。冬季出生的宝宝由于日照不足，容易缺乏维生素D，影响体内钙的吸收和代谢，可在医生指导下补充钙剂和维生素D。

不同阶段的补钙重点

补充维生素 D

在婴儿出生后要补充维生素 D 制剂,每日补充维生素 D400 国际单位,可在母乳喂养前将制剂定量滴入婴儿口中。

坚持母乳喂养

母乳中钙吸收率非常高,纯母乳喂养的宝宝一般不会出现缺钙的情况。正常足月的婴儿出生后头 6 个月不用额外补钙,6 个月后母乳中的营养不足以支持宝宝生长发育,需要及时给宝宝添加辅食。

因此,最好坚持母乳喂养,而哺乳期的妈妈必须补够充足的钙。

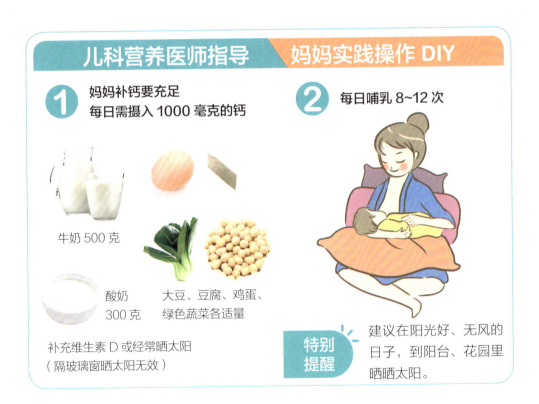

6个月后及时添加辅食

对于7~12月龄婴儿，坚持母乳喂养很重要。但宝宝所需要的部分钙，以及大部分铁、锌等必须从添加的辅食中获得。因此，婴儿6月龄（满180天）时要及时添加辅食。为了保证婴儿摄入充足钙，在保证母乳喂养的基础上添加辅食。

 7~9月龄每日需补充

母乳量≥600毫升
母乳喂养不少于4次
辅食喂养1~2次

 1个鸡蛋　　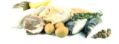 50克肉、鱼

 10~12月龄每日需补充

母乳量≈600毫升
母乳喂养3次
辅食喂养2~3次

 谷物类适量　　 蔬菜水果适量

 特别提醒：注意此时不宜给宝宝喂普通鲜奶及其制品，因这些乳制品很容易引发过敏，还会增加婴幼儿肾脏负担。

需要强调的是，6个月以后宝宝需要的铁大部分来自辅食，因而婴儿最先添加的辅食应该是富含铁的高能量食物，如强化铁的婴儿米粉、肉泥等。在此基础上逐渐引入其他不同种类的食物，以提供充足的营养。

1~2岁适当增加肉、鱼摄入量，并尝试乳制品

1~2岁幼儿的奶量应维持在每日500毫升，每天1个鸡蛋，加50~75克肉、鱼，每天50~100克谷物类，蔬菜、水果的量依幼儿需求量而定。不能母乳喂养或母乳不足时，建议以合适的幼儿配方奶作为补充，也可尝试鲜牛奶、酸奶、奶酪等，如果不过敏，可放心让宝宝食用。

2 岁后补钙应以食物为主

每天保证以下几类食物的摄入,可以有效补钙。

食物	2~3 岁	3~6 岁	推荐举例	限制举例
乳制品	500 克	350~500 克	液态奶、酸奶、奶酪	乳饮料、含乳制品、冷冻甜品类食物（冰激凌、雪糕等）等
鱼、肉类	50~70 克	70~105 克	鲜鱼、畜禽肉	咸鱼、香肠、腊肉、鱼肉罐头等
大豆及其制品	25~50 克	50 克	豆腐干、豆浆	烧烤类大豆制品
蔬菜	200~250 克	250~300 克	应季新鲜蔬菜	腌制蔬菜

需要加强补钙的几个时期

婴幼儿时期

双胞胎宝宝、早产儿或者生长过快的宝宝比其他宝宝更容易缺钙，所以要注意补充维生素 D，以促进钙吸收。

成长关键期

对于生长较快的宝宝或处于长身体关键期的宝宝，在医生指导下给他们合理补钙是十分重要的。

生病阶段

宝宝如果在生病阶段，比如慢性腹泻、急性肠胃炎、湿疹、呼吸道感染反复等，这些会影响钙吸收，导致体内钙流失，建议此时要考虑给宝宝补钙（主要是食补）。

◆─○ 专家连线 ○─◆

如何服用钙

有的父母把钙片碾碎后混在牛奶或辅食里喂宝宝，其实这是不科学的做法。因为混在食物中的钙片宝宝只能吸收 20%，其余的钙经过消化后会排出体外。而且，奶和钙很容易结合形成凝块，不易被吸收。可以在喂奶后 1~2 小时，宝宝胃内的食物大部分被排空后再服钙。

与补钙有关的营养细节

- **补钙也要补镁**
  镁能够促进钙在人体中的吸收利用,钙镁比例以 2:1 为宜。

- **适量摄入维生素 D**
  维生素 D 能够促进钙吸收,及时正确补充维生素 D 对孩子很重要。

- **蛋白质促成易吸收的钙盐**
  蛋白质消化分解为氨基酸,尤其是赖氨酸和精氨酸,会与钙结合形成可溶性钙盐,利于钙吸收。

- **少吃盐**
  盐的摄入量越多,尿中排出钙的量越多,钙的吸收也就越差。

- **钙剂、铁剂、锌剂分开补**
  钙铁锌最好要分开补充,这样会更好地被身体吸收,时间间隔至少 2 小时。

- **睡前补钙**
  根据科学研究发现,人体内的各种钙代谢的时间不同,在夜晚的时候,人体的骨钙会加快分解。因此在临睡前 1 小时喝牛奶以及吃富含钙食品等是补钙的最佳时间。

- **钙磷比例均衡**
  一般认为,钙磷比例为 2:1 时有利于钙吸收,即钙是磷的 2 倍。

宝宝晒太阳讲究多

● 6 个月以下避免直接曝晒
小宝宝皮肤非常娇嫩,容易晒伤,甚至导致严重的皮肤病。一般选择在光线柔和的时候抱宝宝到室外散步。

● 选择合适的时间段
上午 8~10 时和下午 4~5 时是最适宜宝宝晒太阳的时段。应根据季节天气变化等情况适当调整晒太阳的时间。另外,最好不要在宝宝空腹时晒太阳。

● 晒太阳前最好不要给宝宝洗澡
宝宝的皮肤上有大量的麦角醇,这种物质在阳光中紫外线的照射下会转化为维生素 D_3,进而促进钙吸收。而洗澡会将皮肤上的这种物质洗掉,不利于宝宝体内合成维生素 D。

● 不要长时间晒太阳
婴幼儿皮肤娇嫩,长时间曝露在阳光下可能会引起干燥、瘙痒等不适。宝宝 2 岁前每次晒太阳半小时为宜,2~6 岁可延长至 1 小时。注意循序渐进,可以由刚开始的十几分钟逐渐增加至 1 小时。

● 避免眼睛受到阳光直射
晒太阳主要是晒宝宝的手、脚和背部,要避开眼睛以及脸部,否则易引起皮肤干燥,甚至灼伤皮肤,损伤眼睛。尽量戴有帽檐的帽子去晒太阳。

● 不要隔着玻璃晒太阳
隔着玻璃晒太阳效果大打折扣,这是因为玻璃能够吸收发挥作用的紫外线。

● 适当增减衣物
开始晒太阳时给宝宝按平时么穿;等宝宝身体发热,建议脱下厚重外衣;晒完太阳回到室内,为避免宝宝受寒感冒,及时为宝宝穿上衣服。

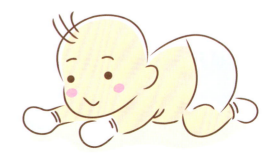

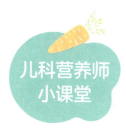

了解晚了会留下遗憾

我家宝宝头发稀松，偏黄软，是缺钙吗？

儿科营养师答： 宝宝头发数量的多少主要取决于遗传因素，存在个体差异。头发的遗传倾向比较明显：数量、色泽、曲直等均与遗传有关。如果父母或直系亲属中有发质很差的，可能会遗传给宝宝，即使出生时头发很黑，也可能慢慢变黄。

我家宝宝1岁了，体检有点缺钙，只要摄取足够的钙就能保证骨骼的健康吗？

儿科营养师答： 影响宝宝骨骼健康的因素有很多，最基本的4个因素包括：从食物中吸收的钙、遗传因素、宝宝的运动量和其他因素。1岁宝宝缺钙，首先要调整生活，通过食物补钙。必要时要在医生指导下补充钙剂。

- 多吃富含钙的食物，避免影响钙吸收的食物与钙剂同补。
- 可以选择钙强化食物。
- 多带宝宝到户外晒太阳，促进天然维生素D的合成。
- 补充维生素D。
- 纯母乳喂养的宝宝，妈妈要注意补钙。

我家宝宝已经10个月了，可是还没有出牙，是不是缺钙呢？

儿科营养师答： 宝宝一般在6~12个月开始长牙，在2.5岁之前乳牙长全。不过，宝宝出牙时间存在很大个体差异，有的宝宝出牙较早，有的宝宝出牙较晚，只要是在个体差异范围内，就是正常的。"出牙迟是因为缺钙"并不绝对，宝宝出牙早晚与遗传因素关系更大。宝宝是否需要补钙应咨询儿科医生。

Part 2

食物补钙，
宝宝身体强壮长得高

补钙明星食材

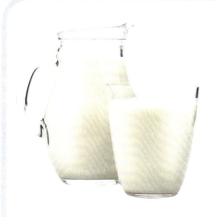

牛奶 补钙指数 ★★★★★
促进骨骼发育

食用时间	1岁以后
推荐用量	每日 200~300 毫升
保存方式	冷藏

补钙原理　牛奶富含钙和磷，适量的磷对宝宝的生长发育和代谢都必不可少。食物中钙磷比例约为2:1时，人体对钙的吸收最好。

最佳拍档

早餐　 牛奶 200 毫升　　 鸡蛋1个 富含蛋白质

适量的蛋白质可增加小肠吸收钙的速度

睡前 1小时　 牛奶 100 毫升　　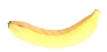 香蕉1根 安心神

在补钙的基础上安抚情绪，提高睡眠质量

营养提醒　切勿在牛奶中加入巧克力，巧克力与牛奶混合在一起会产生草酸钙。草酸钙对人体有害，容易引起腹泻、消化不良等症状。

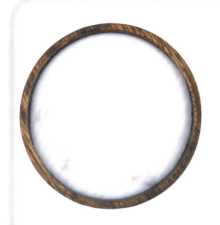

酸奶 补钙指数 ★★★★★
钙吸收率高

食用时间 ········· 1岁以后
推荐用量 ········· 每日 150~250 克
保存方式 ········· 放密封盒中冷藏

补钙原理 酸奶由纯牛奶发酵而来,保留了牛奶的全部营养成分。酸奶在发酵过程中将乳糖和蛋白质分解,使人体更加容易消化和吸收。

最佳拍档

餐后 0.5~2 小时　 酸奶 150 克　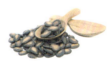 坚果少量 富含矿物质

坚果磨成粉与酸奶拌匀,营养更全面,增加钙摄入量

晚餐　 酸奶 100 克　 南瓜 80 克 膳食纤维

补钙,帮助消化,通便

营养提醒 宝宝晚上喝完酸奶后,要及时刷牙,因为酸奶中的菌种及酸性物质会对牙齿造成损害。

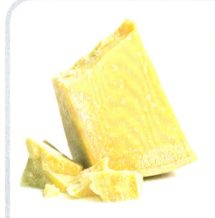

奶酪

补钙指数 ★★★★★
保持牙齿健康

食用时间 …………………… 1岁以后
推荐用量 …………………… 每日 60~70 克
保存方式 …………………… 冷藏

补钙原理 奶酪是含钙量极高的乳制品，被誉为"乳制品中的黄金"。奶酪中钙、磷等矿物质的吸收率是其他食物无法比的。

最佳拍档

餐后 1.5~2 小时 奶酪 50 克 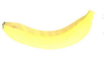 香蕉 1 根 富含镁

促进钙吸收

午餐 奶酪 30 克 玉米粒 50 克 营养全面

提高钙的利用率

营养提醒 家长在购买奶酪时要认真阅读说明中蛋白质和脂肪含量的相关信息。如果脂肪和热量的含量高一些，每次吃的量就要少一些；反之就可以多吃一些。

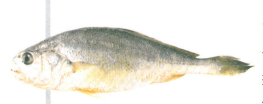

黄花鱼 补钙指数 ★★★★★
钙和维生素 A 的好来源

食用时间 …………………… 7 个月以后
推荐用量 …………………… 每日 50 克
保存方式 …………………… 除去内脏和鱼鳞，擦干水，放入保鲜袋冷藏

补钙原理 小黄鱼是钙、磷、钾、镁等矿物质的良好来源，肉质软嫩、细腻，容易消化；同时小黄鱼肝脏含有丰富的维生素 A，是补钙佳品。

最佳拍档

午餐 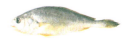 黄花鱼 30 克　 豆腐 1 块 富含钙

双重补钙，易消化吸收

晚餐 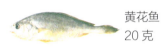 黄花鱼 20 克　 苹果 50 克 富含维生素

补充钙、蛋白质、维生素

营养提醒 春季的清明至谷雨时期，正好是黄花鱼的产卵期。处于产卵期的黄花鱼营养最为丰富，其蛋白质以及钙、磷、铁、锌、碘等矿物质的含量都很高，而且鱼肉组织柔软，容易被人体吸收。

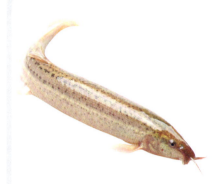

泥鳅 补钙指数 ★★★★★
预防佝偻病

食用时间　　　　　　　1岁以后
推荐用量　　　　每日40~75克
保存方式　　　　　放在装有少量水的塑料袋中，扎紧口冷冻，泥鳅长时间都不会死掉，只是"冬眠"

补钙原理　泥鳅富含钙和磷，宝宝经常食用可预防小儿软骨病、佝偻病等。将泥鳅烹制成汤，可以更好地吸收钙。

最佳拍档

| 午餐 | 泥鳅 40克 | 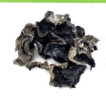 木耳 30克 含铁 |

补钙壮骨，补铁

| 晚餐或加餐 | 泥鳅 20克 | 大米 50克 补脾胃 |

补钙，健脾养胃，促进消化

营养提醒　易过敏的宝宝吃泥鳅要慎重，否则可能加重过敏症状。一定要谨慎尝试，确认宝宝对泥鳅不过敏再放心吃。

鲈鱼

补钙指数 ★★★★★
促进体内钙吸收

食用时间 …………………… 6 个月以后
推荐用量 …………………… 每日 50 克
保存方式 …………………… 去内脏，清洗干净后吸干表皮水分，用保鲜膜包好，放入冰箱冷冻保存

补钙原理 鲈鱼富含钙、镁、锌、硒等，常食鲈鱼可保持体内钙稳定，鲈鱼还可补肾健脾。

最佳拍档

午餐 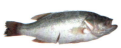 鲈鱼 30 克　　 南瓜 30
含维生素 B₁、硒

补钙，刺激肠胃蠕动

晚餐或加餐 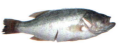 鲈鱼 20 克　　 胡萝卜 25 克
含胡萝卜素

促进钙吸收

营养提醒 初次添加鱼肉的宝宝给一勺尖的量即可，家长注意观察宝宝食用后皮肤、消化等状况。鱼腹部的肉刺相对较少，适合给宝宝食用。

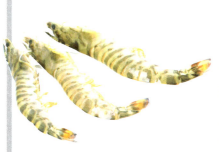

虾

补钙指数 ★★★★★

补钙和蛋白质

食用时间 …………………… 6 个月以后
推荐用量 …………………… 每日 40 克
保存方式 …………… 放入纯净水瓶中再放入冰箱冷冻

补钙原理 虾营养价值极高，富含钙、镁、蛋白质，肉质细嫩、味道清甜，既能促进宝宝骨骼发育、增强免疫力，还有助于增强食欲。

最佳拍档

午餐

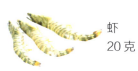 虾 20 克

 芹菜 30 克 富含维生素、膳食纤维

补充钙、蛋白质

晚餐

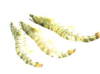 虾 20 克

 西蓝花 2 小朵 补充胡萝卜素

促进生长，保护视力，促进骨骼发育

营养提醒 河虾不建议与富含鞣酸的食物同吃，若与含有鞣酸的水果，如柿子、山楂、石榴、葡萄等同吃，不仅刺激肠胃，还会降低蛋白质的营养价值。

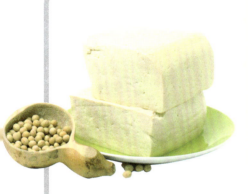

豆腐

补钙指数 ★★★★★
增强骨骼

食用时间 ……………… 6个月以后
推荐用量 ……………… 每日 25~50 克
保存方式 ……………… 浸泡于冷水中，放入冰箱冷藏

补钙原理 豆腐含钙丰富，对宝宝牙齿、骨骼的生长发育颇为有益，常食豆腐，还可调节免疫力。

最佳拍档

早餐

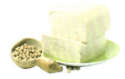 豆腐 20 克

 蛋黄 30 克 含卵磷脂

补钙健脑

午餐

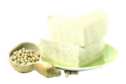 豆腐 30 克

 香菇 50 克 含膳食纤维

补钙，刺激肠胃蠕动

营养提醒 不建议豆腐与菠菜、竹笋、苋菜等含草酸高的食物同食，不过，先把菠菜等用开水焯烫一下，就可以一起食用了。

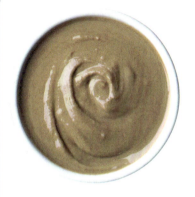

芝麻酱

补钙指数 ★★★★★
补钙健骨

食用时间	6 个月以后
推荐用量	每日 5~10 克
保存方式	常温存放

补钙原理

芝麻制成芝麻酱之后，消化率大大提高，芝麻酱含钙量仅次于虾皮。宝宝经常食用，对预防佝偻病以及促进牙齿、骨骼的发育大有益处。此外，芝麻酱含有丰富的卵磷脂，有益于宝宝大脑发育。

最佳拍档

午餐

 芝麻酱 6 克

 馒头 50 克 富含碳水化合物

补钙，增强体质

晚餐

 芝麻酱 4 克

 油麦菜 60 克 富含维生素

补充钙、维生素

营养提醒 宝宝腹泻时不建议吃芝麻酱，因为芝麻酱含大量脂肪，有润肠通便的作用，吃后可能加重腹泻。

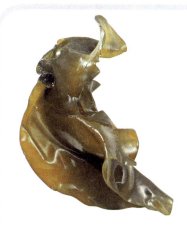

海带

补钙指数 ★★★
预防缺钙

食用时间 …………………… 6 个月以后
推荐用量 …………………… 每日 30 克
保存方式 …………………… 将海带密封后，放在通风干燥处

补钙原理

海带富含钙、碘等矿物质，宝宝常食海带可维持神经的正常兴奋性，防止出现手足抽搐。此外，海带中褐藻酸钠盐有预防骨痛的作用。

最佳拍档

| 午餐 | 海带 15 克 | 猪瘦肉 30 克 富含铁 |

补钙、补铁

| 晚餐 | 海带 15 克 | 黄豆 10 克 含钙、蛋白质 |

补钙，调节免疫力

营养提醒

海带食用前不宜长时间浸泡，因为浸泡时间过长，海带中的营养物质会流失。

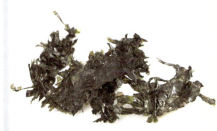

紫菜

补钙指数 ★★★
促进骨骼健康

食用时间 ……… 6个月以后
推荐用量 ……… 每日5~10克
保存方式 ……… 紫菜易返潮变质,将其密封,放于低温干燥处

补钙原理

紫菜富含钙、铁、胆碱,有助于预防婴幼儿贫血,促进骨骼、牙齿的生长和保健,增强记忆力;紫菜还含有一定量的甘露醇,可作为治疗水肿的辅助食品。

最佳拍档

午餐

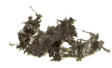
紫菜 2克

鸡蛋1个
含蛋白质和卵磷脂

促进钙、维生素 B_{12} 吸收

晚餐

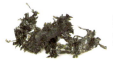
紫菜 3克

虾皮少量
含钙丰富

增强补钙功效,预防骨质软化

营养提醒

脾胃不好的宝宝不适合吃紫菜。同时还要注意,不能一次吃太多紫菜,否则对肠胃健康有负面影响。

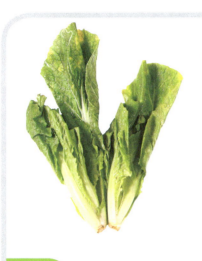

小白菜

补钙指数 ★★★
预防佝偻病

食用时间 …………… 6 个月以后
推荐用量 …………… 每日 50 克
保存方式 …………… 在表面罩上保鲜膜冷藏

补钙原理 小白菜含钙量高,可预防小儿缺钙,还有助于调节机体免疫力。

最佳拍档

午餐 小白菜 30 克　　豆腐 30 克 富含钙

补钙

晚餐 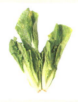 小白菜 20 克　　蘑菇 20 克 含膳食纤维

补钙,刺激肠胃蠕动

营养提醒 小白菜是最容易受到农药污染的蔬菜之一,食用前最好用水浸泡 30 分钟以上,并多换几次水,以去除叶面残留的农药。

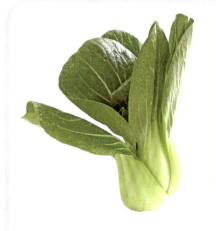

油菜

补钙指数 ★★★
补钙固齿

食用时间 ………… 6个月以后
推荐用量 ………… 每日50~80克
保存方式 ………… 冷藏，用潮湿的纸将油菜包裹好，放入冰箱内成直立状态摆放

补钙原理 油菜富含钙，还含有维生素、膳食纤维，特别适合有齿龈出血、便秘等症状的宝宝。

最佳拍档

午餐 油菜 20克　 鸡蛋1个 含钙、蛋白质

增加钙质摄入量

晚餐 油菜 30克　 虾仁30克 富含钙、磷

补钙，强壮身体

营养提醒 不建议吃过夜后的熟油菜。绿叶蔬菜烹饪后过夜，亚硝酸盐含量增加，亚硝酸盐可能致癌。

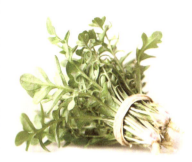

荠菜

补钙指数 ★★★
促进骨骼发育

食用时间 —————— 6个月以后
推荐用量 —————— 每日50~80克
保存方式 —————— 洗净、切好后放入冷冻室摊开冻结

补钙原理 荠菜中钙和磷的含量很高，两者是骨骼的组成成分，宝宝食用荠菜可以促进骨骼发育。

最佳拍档

午餐

 荠菜 40克

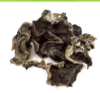 木耳30克 含铁

补钙、补铁，促进排便

晚餐

 荠菜 30克

 玉米20克 促进大脑发育

补钙，增强脑力

营养提醒 不建议婴幼儿过多食用荠菜，否则容易出现胃胀、不消化等不适。

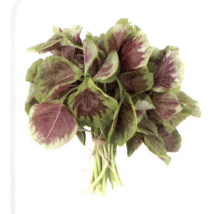

苋菜

补钙指数 ★★★
促进骨骼生长

食用时间 ………………… 6 个月以后
推荐用量 ………………… 每日 60~80 克
保存方式 ………………… 最好能于 8~10℃ 储存

补钙原理 苋菜叶富含钙，对牙齿和骨骼的生长可起到促进作用，还能促进肠蠕动。

最佳拍档

午餐

苋菜
40 克

猪肝 10 克
富含铁

补钙、补铁，养肝明目

晚餐

苋菜
40 克

鸡蛋 1 个
健脑

补钙，增强记忆力

营养提醒 过敏性体质的宝宝食用苋菜后经日光照射可能患日光性皮炎，此症较严重，需多加注意。

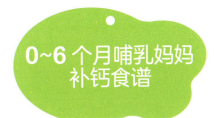

0~6个月哺乳妈妈补钙食谱

补钙明星食谱

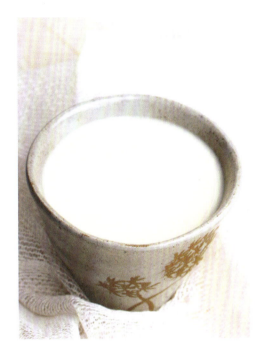

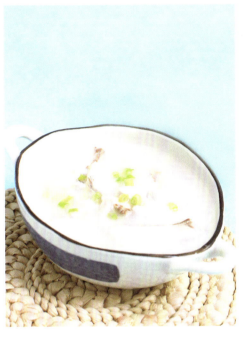

花生牛奶

材料 花生米35克,牛奶250毫升。

做法

1. 花生米煮熟,去红皮备用。
2. 将花生米和牛奶放入豆浆机中,按下"豆浆"键,煮熟倒出即可。

生滚鱼片粥

材料 黑鱼片50克,大米100克。

调料 葱末、姜末各5克,盐2克,胡椒粉适量。

做法

1. 大米洗净;黑鱼片洗净,加姜末、盐、胡椒粉拌匀,腌渍15分钟。
2. 锅置火上,加水和少许油,大火烧沸,放大米煮至粥九成熟。
3. 将米粥倒入砂锅中,大火煮沸,倒入黑鱼片,迅速滑散,煮3分钟,加葱末调味即可。

功效 牛奶含钙丰富,与花生米搭配,可改善产后乳汁缺少。

冬笋黄花鱼汤

材料 冬笋 30 克,雪菜 40 克,黄花鱼 1 条。

调料 葱段、姜片各 5 克,盐 2 克,白胡椒粉少许。

做法

1. 将黄花鱼去鳞、鳃、内脏,去掉鱼腹部的黑膜,洗净,擦干;冬笋洗净,切片;雪菜洗净,切碎。

2. 锅内倒油烧热,将黄花鱼两面各煎片刻,加清水,放冬笋片、雪菜碎、葱段、姜片大火烧开,转中火煮 15 分钟,加盐调味,拣去葱段、姜片,撒上白胡椒粉即可。

 功效 冬笋与黄花鱼做成汤,具有生精养血、补益脏腑、催乳的功效。

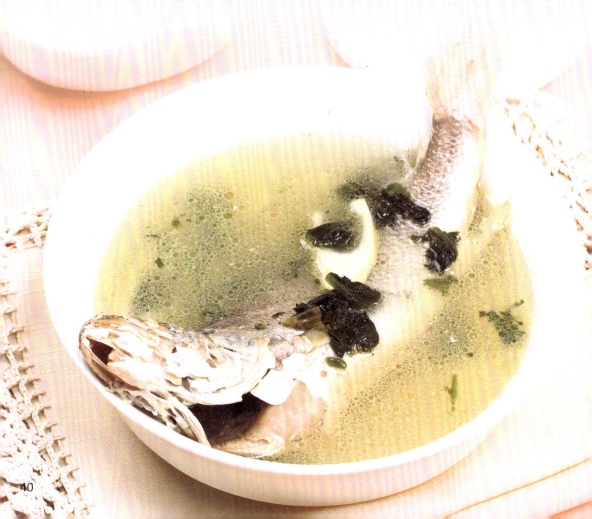

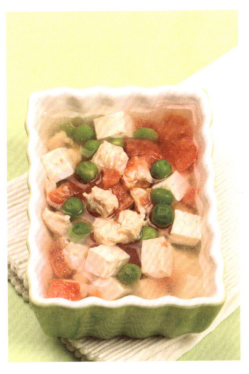

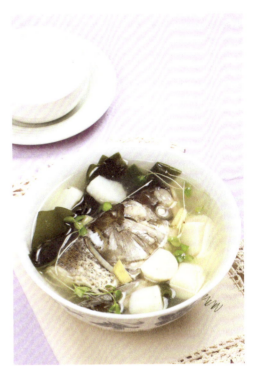

三丁豆腐羹

材料 豆腐200克,鸡胸肉、番茄、鲜豌豆各50克。

调料 盐2克,香油少许。

做法

1. 豆腐洗净,切成小块,在沸水中煮1分钟;鸡胸肉洗净,切丁;番茄洗净,去皮,切丁;鲜豌豆洗净。
2. 将豆腐块、鸡肉丁、番茄丁、豌豆放入锅中,加适量水,大火煮沸后转小火煮10分钟,加盐调味,淋上香油即可。

山药鱼头汤

材料 胖头鱼鱼头1个,山药150克,豌豆苗50克,海带30克。

调料 盐2克,姜片5克。

做法

1. 将胖头鱼鱼头冲洗干净;山药去皮,洗净,切块;海带洗净,打结;豌豆苗洗净。
2. 锅置火上,倒油烧至六成热,放入鱼头煎至两面微黄,取出。
3. 净锅置火上,放入适量清水和鱼头、山药块、海带结、姜片,大火煮开,转小火慢炖30分钟。
4. 再放入豌豆苗煮1分钟,放入盐即可。

木瓜鲫鱼汤

材料 木瓜 250 克,鲫鱼 300 克。

调料 盐 2 克,葱段、姜片各 5 克,香菜段少许。

做法

1. 将木瓜去皮除子,洗净,切块;鲫鱼除去鳃、鳞、内脏,洗净。
2. 锅置火上,倒油烧热,放入鲫鱼煎至两面金黄色,盛出。
3. 将煎好的鲫鱼、木瓜块放入汤煲内,加入葱段、姜片,倒入适量水,大火烧开,转小火煲 40 分钟,加入盐调味,撒香菜段即可。

 鲫鱼含蛋白质、钙、磷、铁较为丰富,搭配木瓜,气味清甜、香润鲜美,可益脾胃,润肺催奶,养颜抗衰。

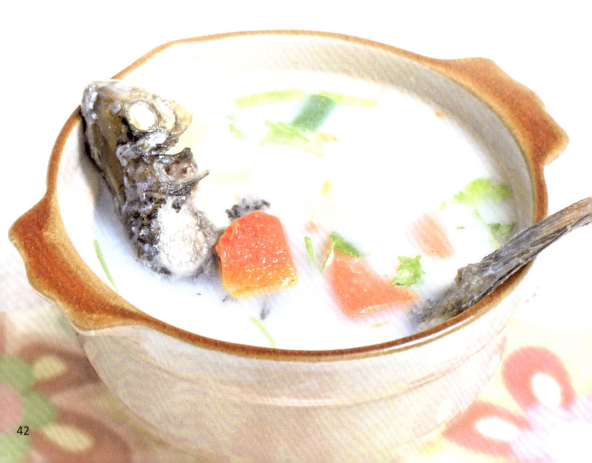

鱼头海带豆腐汤

材料 鲢鱼头200克,海带100克,豆腐80克,鲜香菇5朵。

调料 葱段、姜片各5克,盐2克。

做法

1. 将鱼头去鳃,用刀切开,冲洗干净,沥干。
2. 将香菇洗净,去蒂,划上十字;将豆腐洗净,切小块;将海带洗净,切长5厘米、宽3厘米的段。
3. 将鱼头、香菇、葱段、姜片和清水放入锅中,大火煮沸,撇去浮沫,加盖转用小火炖至鱼头快熟,拣去葱段和姜片。
4. 放入豆腐块和海带段,继续用小火炖至豆腐和海带熟透,加盐调味即可。

功效 鲢鱼头富含磷脂和不饱和脂肪酸。宝宝处在大脑黄金发育期,非常适合食用这道汤。豆腐富含钙,有利于补钙。

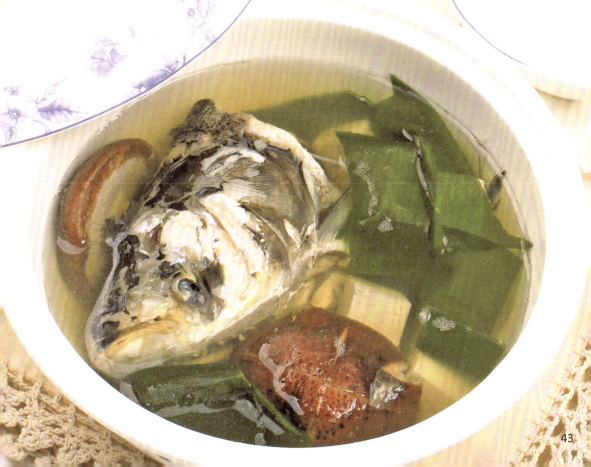

6~9个月宝宝补钙食谱

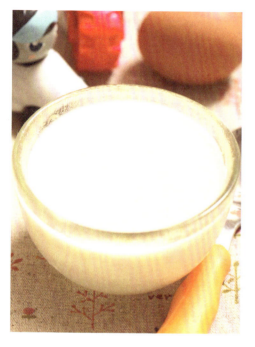

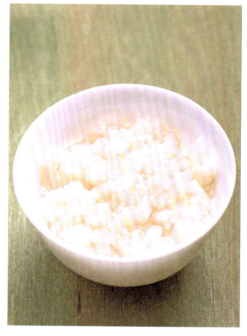

米汤蛋黄糊

材料 鸡蛋1个，大米适量。

做法

1. 大米洗净，煮熟后取米汤；鸡蛋煮熟，取蛋黄研成末。
2. 将蛋黄末加入米汤中，拌匀即可。

鱼肉香糊

材料 鳕鱼肉50克。

调料 水淀粉、鱼汤各适量。

做法

1. 将鳕鱼肉洗净，切条，加适量水蒸熟，去刺和鱼皮，压成泥。
2. 把鱼汤煮开，下入鱼泥，用水淀粉略勾芡即可。

 功效 这道米糊含钙丰富，有助于促进骨骼发育。

 功效 鱼肉含钙丰富，同时还能促进婴幼儿神经发育。

蔬菜米糊

材料 胡萝卜、小白菜、油菜各 20 克，婴儿米粉 30 克。

做法

1. 将胡萝卜、小白菜、油菜分别洗净，切碎，放入沸水中煮约 3 分钟，熄火。
2. 待水稍凉后，用煮胡萝卜碎、小白菜碎、油菜碎的水冲婴儿米粉，搅匀即可。

功效 这道米糊富含钙、碳水化合物和维生素 C，对宝宝的健康有利。

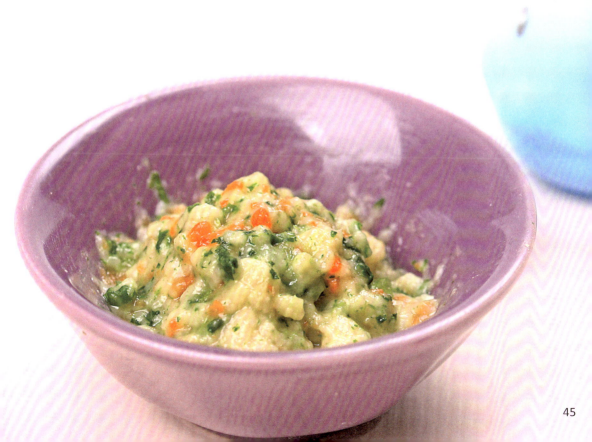

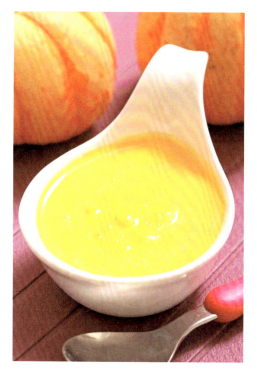

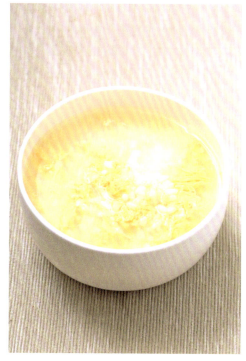

蛋黄南瓜羹

材料 南瓜100克,鸡蛋1个。

做法

1. 南瓜去子,切块;鸡蛋煮熟,取蛋黄研成末。
2. 将南瓜块蒸熟,去皮后压成泥。
3. 南瓜泥加入蛋黄末、适量清水搅拌均匀,倒入锅中小火烧至沸腾即可。

蛋黄稠粥

材料 鸡蛋1个,大米50克。

做法

1. 将大米淘洗干净,加适量水大火煮开,转小火继续熬煮。
2. 将鸡蛋磕开,取蛋黄,打散备用。
3. 在米粥熬到水少粥稠时,倒入蛋液,搅拌均匀即可。

 功效 南瓜中膳食纤维含量较丰富,有助于宝宝排便。

紫菜蛋黄粥

材料 大米30克,鸡蛋1个,熟黑芝麻、紫菜各3克。

做法

1. 大米洗净,浸泡30分钟,沥干。
2. 鸡蛋磕破,取蛋黄,搅散;紫菜用剪刀剪成细丝。
3. 煎锅中放入大米炒至透明。
4. 加入适量水,加大火熬煮,待煮成粥后放入蛋黄搅散,加入紫菜丝和熟黑芝麻,搅匀即可。

 这款粥可补充钙、碳水化合物,有助于促进宝宝大脑和骨骼发育。

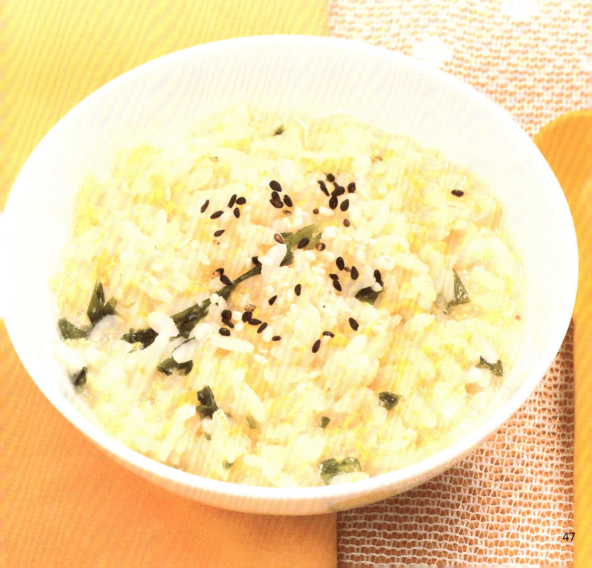

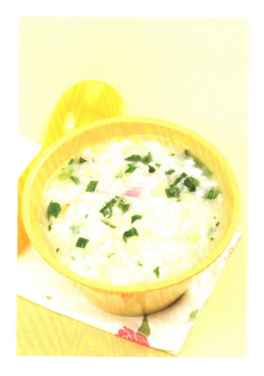
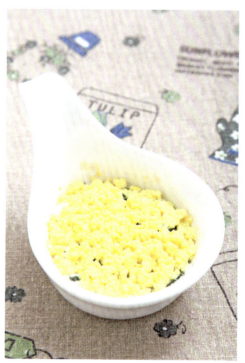

油菜土豆粥

材料 大米25克，土豆、油菜各10克，洋葱5克，海带汤80毫升。

做法

1. 大米洗净；土豆和洋葱去皮，洗净，切碎；油菜洗净，用开水烫一下，切碎菜叶部分。
2. 将大米和海带汤放入锅中大火煮开，转小火煮熟，再放土豆碎、洋葱碎、油菜叶碎，煮熟即可。

油菜蒸豆腐

材料 嫩豆腐50克，油菜叶10克，熟鸡蛋黄15克。

调料 水淀粉5克。

做法

1. 油菜叶洗净，放入沸水中焯烫一下，捞出切碎。
2. 豆腐放入碗内碾碎，然后和油菜叶碎、水淀粉搅匀，再把熟蛋黄碾碎，撒在豆腐泥表面。
3. 蒸锅中倒水，大火烧开，将盛有豆腐泥的碗放入蒸锅中，蒸10分钟即可。

炖鱼泥

材料 鱼肉50克,白萝卜30克。
调料 水淀粉少许。
做法

1. 锅中加水,再放入鱼肉煮熟;白萝卜洗净,去皮,剁成泥。
2. 把煮熟的鱼肉取出,压成泥,再放入锅中,加入白萝卜泥大火煮开,用水淀粉勾芡即可。

 补钙、清热、消积滞。

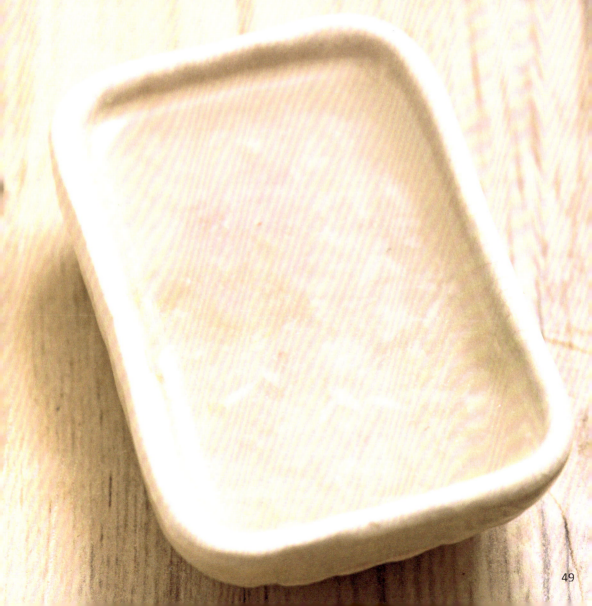

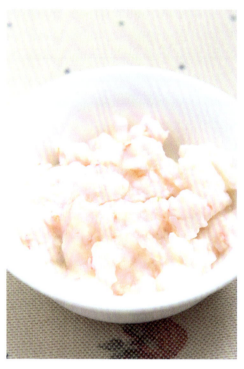

虾肉泥

材料 虾肉 45 克。

做法

1. 将虾肉洗净，剁碎，放入碗内。
2. 上蒸笼蒸熟即可。

虾肉含有丰富的蛋白质和不饱和脂肪酸，还含有钙、磷、铁等矿物质，是宝宝健脑的佳品。

豆腐软饭

材料 大米 40 克，豆腐 20 克，菠菜 15 克。

调料 排骨汤适量。

做法

1. 将大米洗净，放入碗中，加适量水，放入蒸屉蒸成软饭。
2. 将豆腐洗净，放入开水中焯烫一下，捞出控水后切成碎末；菠菜洗净，焯烫，捞出切碎。
3. 将软饭放入锅中，加适量过滤去渣的排骨汤一起煮烂，放入豆腐碎末，再煮 3 分钟左右，起锅时放入菠菜碎拌匀即可。

9~12个月宝宝补钙食谱

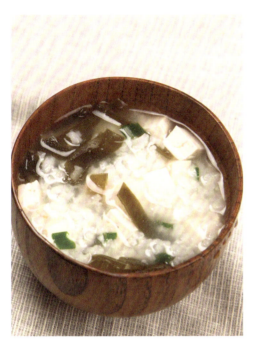

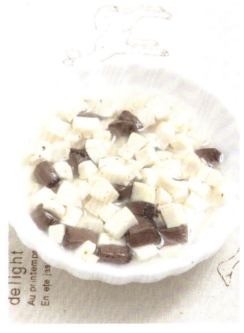

海带豆腐粥

材料 大米30克,海带30克,豆腐20克。

调料 葱末适量。

做法

1. 海带用温水发软,先切条,再切成小段;豆腐洗净,切小块。
2. 大米洗净,入锅内加水适量,与海带段、豆腐块共同煮粥,待煮熟时撒上葱末即可。

 海带、豆腐都富含钙和磷,搭配食用,补钙补磷功效加倍。

双色豆腐

材料 豆腐20克,猪血25克。

调料 鸡汤、水淀粉各适量。

做法

1. 将猪血、豆腐分别洗净,切成小块,放沸水中煮熟,捞出沥干水分。
2. 锅置火上,放入鸡汤用中火煮,加水淀粉勾芡。
3. 将豆腐和猪血盛入盘子中,倒入芡汁即可。

 豆腐和猪血营养丰富,可以促进消化,对宝宝缺铁性贫血有一定的辅助治疗效果,同时有利于补钙。

鱼肉土豆泥

材料 土豆 40 克，鳕鱼肉 20 克。

做法

1. 土豆洗净，去皮，切块；鳕鱼洗净。
2. 土豆放入蒸锅蒸软，放入碗内。
3. 鳕鱼肉放入小锅中，加水，大火煮熟，捞出，放入盛有熟土豆的碗内。
4. 将鳕鱼肉和土豆压成泥，加入少量鱼汤，搅拌成黏稠状即可。

功效 鳕鱼含有丰富的 DHA 和蛋白质，能促进宝宝骨骼和大脑发育，也有利于补钙。

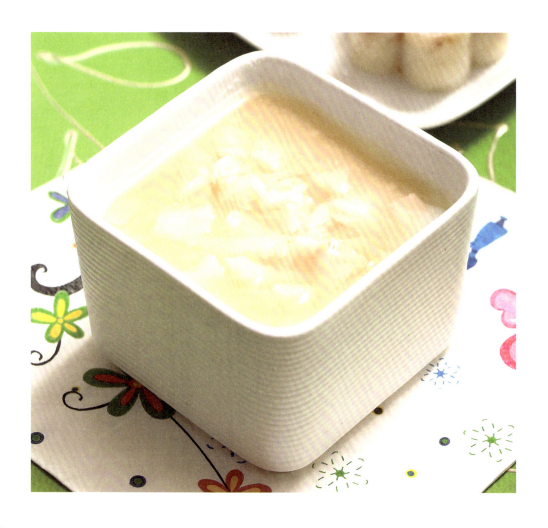

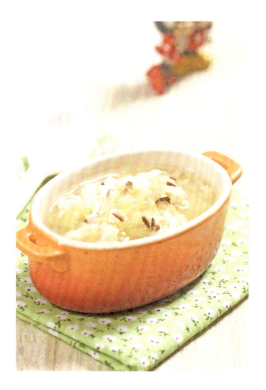

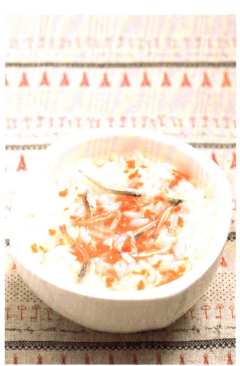

香菇苹果豆腐羹

材料 苹果50克，香菇10克，豆腐丁30克。

材料 淀粉适量。

做法

1. 香菇泡软，打碎成蓉，与豆腐丁一起煮熟，用淀粉勾芡，制成豆腐羹。
2. 苹果洗净，去皮，切成块，放入搅拌机中打成蓉。
3. 豆腐羹冷却后，加入苹果蓉拌匀即可。

 功效 豆腐富含钙，宝宝常食，能促进牙齿和骨骼的生长发育。

胡萝卜小鱼粥

材料 白粥、胡萝卜各30克，小鱼干10克。

做法

1. 将胡萝卜洗净，去皮，切末；将小鱼干泡水（多换几次水以去除盐），洗净，沥干。
2. 将胡萝卜末、小鱼干分别煮软，捞出，沥干。
3. 锅中倒入白粥，加入小鱼干搅匀，最后加入胡萝卜末煮滚即可。

 功效 小鱼干富含钙，能促进宝宝的骨骼和牙齿的健康发育，搭配上胡萝卜，还能保护宝宝的眼睛。

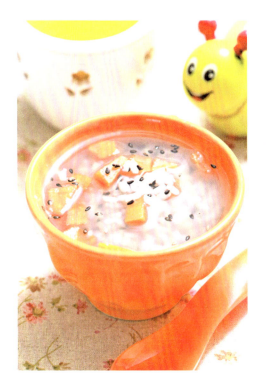

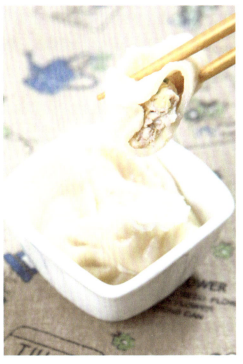

黑芝麻木瓜粥

材料 黑芝麻10克，大米40克，木瓜30克。

做法

1. 大米和黑芝麻分别去除杂质，洗净；木瓜去皮去子，洗净，切丁。
2. 大米放入锅中，加水煮20分钟，加入木瓜丁、黑芝麻，煮15分钟即可。

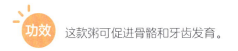
这款粥可促进骨骼和牙齿发育。

鲜汤小饺子

材料 小饺子皮10克，肉末30克，白菜50克。

调料 鸡汤少许。

做法

1. 白菜洗净，切碎，与肉末混合制成饺子馅。
2. 取小饺子皮托在手心，把饺子馅放在中间，捏紧即可。
3. 锅内加适量水和鸡汤，大火煮开，放入小饺子，盖上锅盖煮，煮开后揭盖，加入少许凉水，敞着锅继续煮，煮开后再加凉水，如此反复加3次凉水煮开即可。

花豆腐

材料 豆腐50克,菠菜叶30克,熟蛋黄1个。

调料 葱姜水适量。

做法

1. 将豆腐稍煮,放入碗内研碎;将熟蛋黄研碎。
2. 将菠菜叶洗净,开水微烫,捞出,切成碎末,加入葱姜水拌匀。
3. 将豆腐碎做成方形,撒一层蛋黄碎在豆腐表面。
4. 入蒸锅,中火蒸5分钟,取出后撒菠菜碎即可。

功效 鸡蛋黄中含有卵磷脂、铁、磷等,能够增强宝宝体质,调节免疫力;豆腐可补钙。

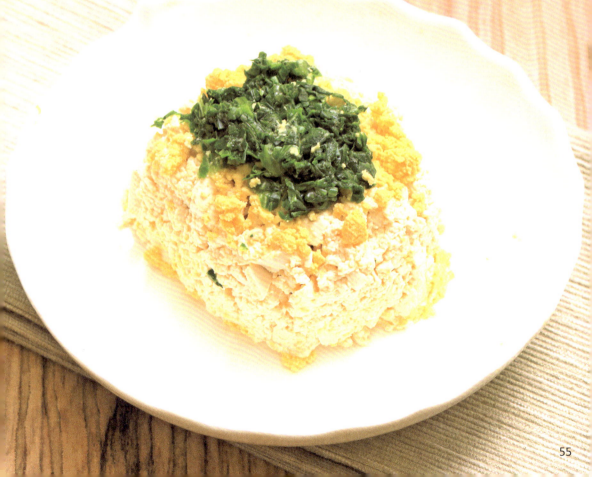

1~2岁宝宝补钙食谱

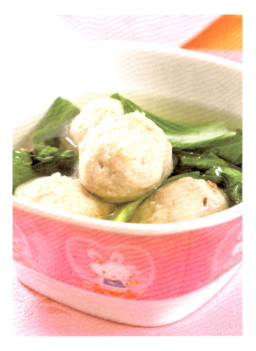

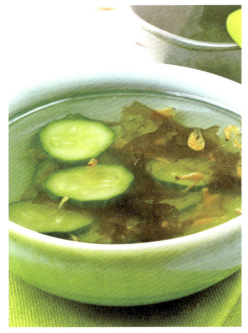

小白菜丸子汤

材料 小白菜段30克，猪肉馅50克，鸡蛋清1个。

调料 盐1克，高汤、香油各适量。

做法

1. 小白菜段洗净；猪肉馅加盐、鸡蛋清拌匀，用手挤成小丸子。
2. 汤锅置火上，加高汤煮沸，下小丸子煮熟，下小白菜段煮沸，加入香油调味即可。

功效 补钙、补铁，对便秘也有很好的改善功效。

虾皮黄瓜汤

材料 虾皮10克，黄瓜片25克，紫菜碎3克。

调料 香油1克。

做法

1. 虾皮洗净，泡2小时，期间多次换水以去除虾皮的盐。
2. 锅置火上，倒油烧热，下虾皮煸炒片刻，加适量清水煮沸。
3. 加入黄瓜片和紫菜碎后转小火煮1分钟，出锅前淋香油即可。

功效 促进骨骼发育，但脾胃虚弱的宝宝不宜多食。

日本豆腐蒸虾仁

材料 日本豆腐150克，鲜虾30克，黄瓜20克。

调料 生抽2克，淀粉适量。

做法

1. 鲜虾清洗，去虾线、虾壳，洗净；黄瓜洗净，切丁。
2. 日本豆腐切厚片，摆盘中，再摆上虾仁，入蒸屉蒸5分钟即可。
3. 把盘中蒸出来的水倒碗中，加淀粉调均匀，倒锅中，加生抽，待形成薄薄的芡汁关火。
4. 虾仁上放上黄瓜丁点缀，把芡汁浇在蒸好的豆腐虾仁上即可。

功效 虾仁富含钙，黄瓜可促进食欲，有利于宝宝生长发育。

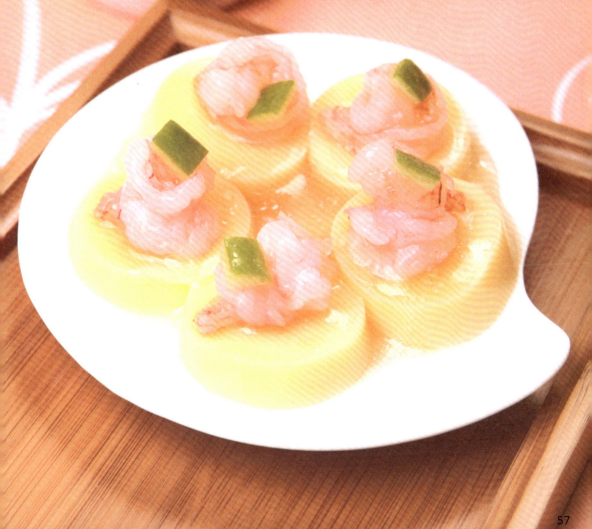

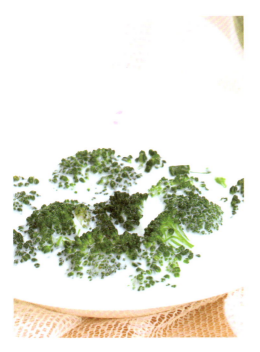
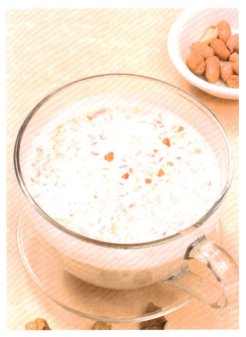

牛奶西蓝花

材料 西蓝花50克,牛奶30毫升。

做法

1. 西蓝花洗净,放入水中焯烫至软。
2. 将西蓝花切成小朵。
3. 将切好的西蓝花放入小碗中,倒入准备好的牛奶即可。

核桃花生牛奶羹

材料 核桃仁、花生米各30克,牛奶50毫升。

做法

1. 将核桃仁、花生米炒熟,研碎。
2. 锅置火上,倒入牛奶,大火煮沸后下入核桃碎、花生碎,稍煮1分钟即可。

 西蓝花含丰富的维生素、胡萝卜素、硒等,有健脑壮骨、补脾和胃的功效,利于宝宝生长发育。

 宝宝常食有助于补充钙、铁、锌。

牛奶蒸蛋

材料 鸡蛋1个,牛奶200毫升,虾仁25克。

调料 盐1克,香油1克。

做法

1. 将鸡蛋打入碗中,加牛奶搅匀,放盐调匀;将虾仁洗净。
2. 将鸡蛋液入蒸锅大火蒸约2分钟,此时蛋羹已略成形,将虾仁摆在上面,改中火再蒸5分钟,出锅后淋上香油即可。

 功效 牛奶、虾仁中富含钙、蛋白质,可以促进骨骼发育。

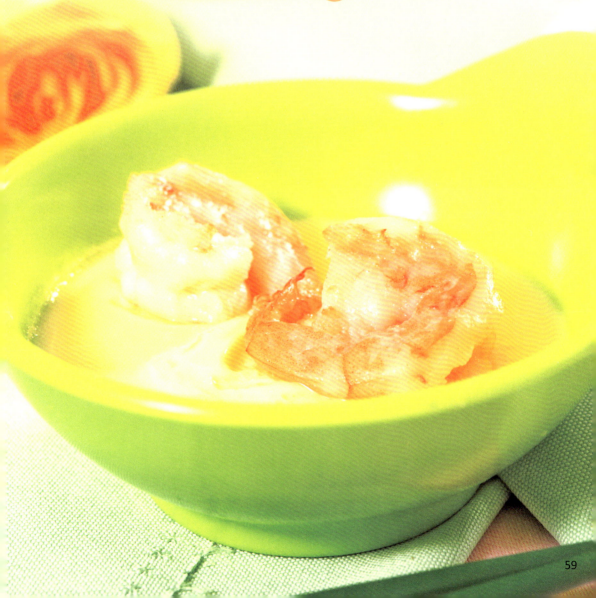

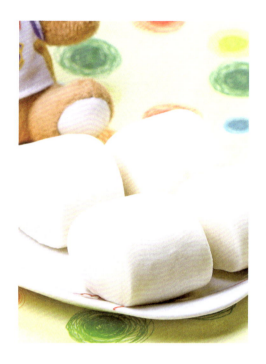

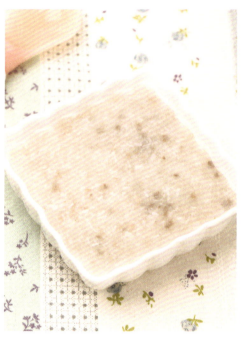

牛奶小馒头

材料 面粉40克,牛奶20毫升,酵母少许。

做法

1. 将面粉、酵母、牛奶和水放在一起,揉成面团,放15分钟。
2. 将面团切成4份,就是4个小馒头坯,上锅蒸15~20分钟即可。

鱼肉羹

材料 草鱼肉50克。
调料 淀粉10克。

做法

1. 鱼肉切成小片,入锅煮熟,捞出,鱼汤留用。
2. 去除鱼骨和皮,将鱼肉放入碗内研碎。
3. 鱼肉碎放入锅内加鱼汤煮。
4. 淀粉用水调匀,倒入锅内煮至糊状即可。

 牛奶含钙丰富,且牛奶中的钙容易被宝宝吸收。

 鱼肉含有丰富的蛋白质、钙,能够促进宝宝骨骼的健康发育,同时对维护宝宝的视力和促进大脑发育也有很好的作用。

鲜虾烧卖

材料 净虾仁30克,鲜玉米粒、香菇末、芹菜末、鸡肉末、藕末各20克,面皮50克。

调料 盐1克,姜末、葱末各3克,酱油3克。

做法

1. 虾仁洗净,挑去虾线,切末。
2. 鲜玉米粒、香菇末、鸡肉末、虾仁末、芹菜末、藕末加酱油、盐、葱末、姜末做成馅料,包在面皮里后插上虾仁,蒸熟即可。

 虾仁富含蛋白质、钙,不仅促进宝宝骨骼发育,而且能全面补充营养,还能润肠通便。

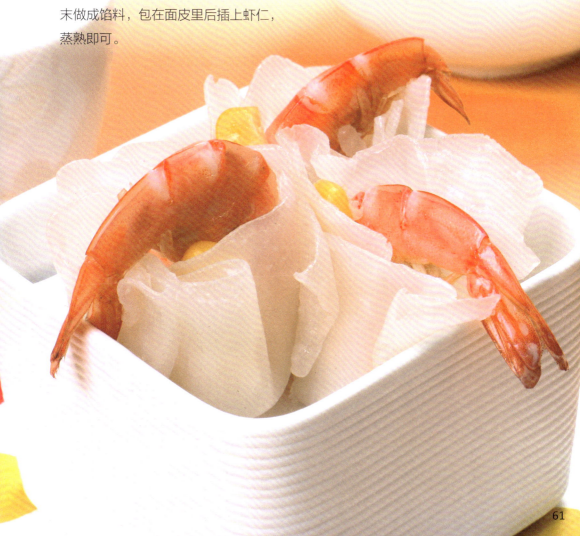

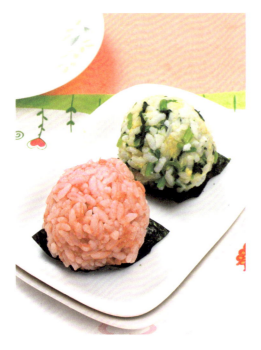
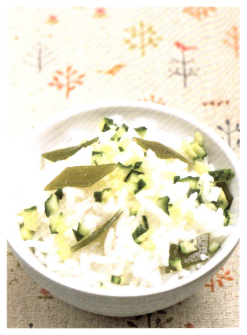

双色饭团

材料 米饭 50 克，腌渍鲔鱼 15 克，菠菜 20 克，鸡蛋 1 个，海苔片 5 克。

调料 番茄酱 3 克。

做法

1. 制作茄汁饭团：腌渍鲔鱼压碎，和番茄酱一起拌入米饭中，做成球形的饭团，再放到海苔片上即可。
2. 制作菠菜饭团：菠菜洗净，烫熟，挤干水分并切碎；鸡蛋煮至熟，取半个切碎；将菠菜碎、鸡蛋碎和米饭混合，做成球形的饭团，再放在海苔片上即可。

海带黄瓜软饭

材料 大米 40 克，海带 10 克，黄瓜 20 克，鸡蛋 1 个。

做法

1. 将海带用水浸泡 10 分钟后捞出，切成小片；将黄瓜去皮后切成小丁；将鸡蛋炒熟，切碎。
2. 把泡好的大米和适量清水倒入锅里，将米煮成软饭，然后放入海带片、黄瓜丁和鸡蛋碎，用小火蒸熟即可。

蛋包饭

材料 米饭50克,油菜、火腿丁各10克,鸡蛋1个;红柿子椒1个。

调料 番茄酱3克。

做法

1. 油菜洗净,切碎,炒熟;红柿子椒洗净,去蒂及籽,切碎,炒熟。
2. 锅内倒油烧热,放火腿丁、米饭后炒松,再加油菜碎和红柿子椒碎炒匀。
3. 鸡蛋打散搅匀,摊成鸡蛋皮。
4. 将米饭、火腿丁、油菜碎、红柿子椒碎均匀地放在鸡蛋皮上,再对折即可起锅,将适量番茄酱淋在蛋包饭上即可。

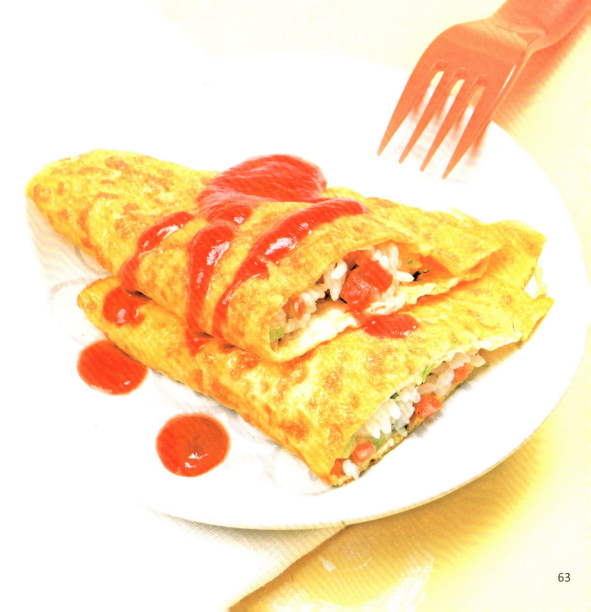

2~4岁 宝宝补钙食谱

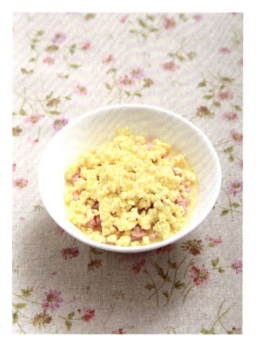

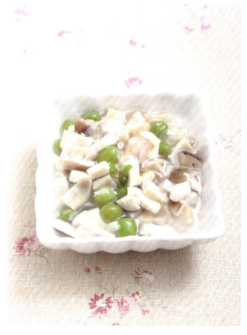

蛋黄豆腐羹

材料 豆腐50克,火腿少许,鸡蛋2个。
调料 盐1克。
做法

1. 豆腐冲洗干净,切小块后,装碗;火腿切碎。
2. 取一个鸡蛋,分离出蛋黄。将蛋黄打散后加入切碎的火腿、盐、温水,搅匀后倒入豆腐块里。
3. 另一个鸡蛋煮熟,将蛋黄捣碎,撒在装豆腐的碗里,盖上保鲜膜,入锅蒸8分钟即可。

草菇烩豆腐

材料 草菇、豆腐各50克,豌豆15克。
调料 葱末、盐各2克,水淀粉适量。
做法

1. 草菇洗净,切小丁;豆腐洗净,切丁,稍浸泡,取出;豌豆洗净,煮熟。
2. 油锅烧热,爆香葱末,倒入草菇丁、豆腐丁,加盐烧至入味,放熟豌豆炒匀,用水淀粉勾芡即可。

紫菜鲈鱼卷

材料 鲈鱼肉100克,紫菜1张,鸡蛋清1个。

调料 盐1克。

做法

1. 将鲈鱼肉洗净,去刺,将鱼肉剁成泥,加入鸡蛋清搅上劲,再加盐调味;将紫菜平铺,均匀抹上鱼泥,卷成卷。
2. 锅置火上,倒入适量水,放入鲈鱼卷隔水蒸熟即可。

功效 鱼肉中富含不饱和脂肪酸、蛋白质等营养物质,有促进大脑生长,调节免疫力的功效;鸡蛋清中的蛋白质能够补充宝宝生长所需;紫菜富含胆碱、钙、铁、碘等,有助于骨骼、牙齿的生长。

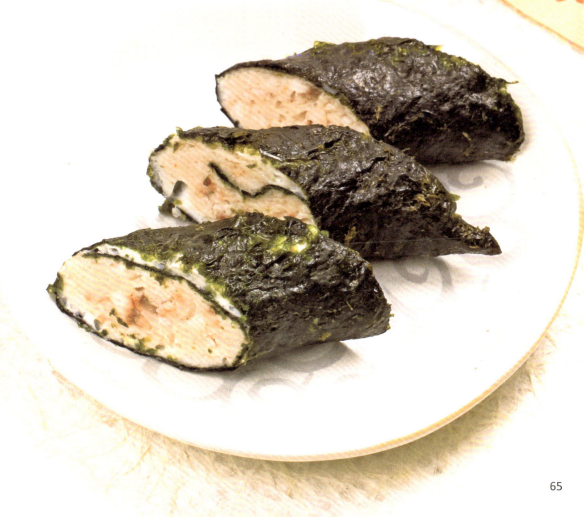

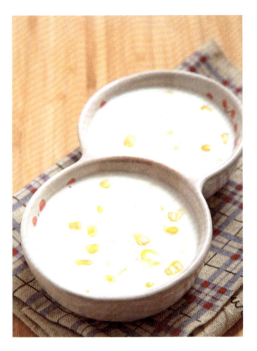
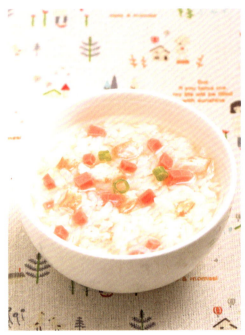

牛奶玉米汤

材料 鲜牛奶250毫升,甜玉米粒100克。
调料 冰糖少许。

做法

1. 甜玉米粒洗净,煮熟。
2. 锅中倒入鲜牛奶烧开,倒入甜玉米粒,加少许冰糖搅动3分钟,关火即可。

黄鱼粥

材料 大米40克,黄鱼肉50克,胡萝卜15克。
调料 葱花、盐、香油各少许。

做法

1. 黄鱼肉去鱼刺,切成丁;将胡萝卜洗净,去皮,切小丁;将大米淘洗干净。
2. 将大米倒入锅中,加水煮成粥。
3. 加入黄鱼肉丁、胡萝卜丁以及盐略煮,加葱花调味,滴香油即可。

 牛奶富含钙,玉米含有丰富的膳食纤维,可促进骨骼发育,缓解便秘。

 黄鱼富含硒、蛋白质,可促进宝宝生长发育。

虾仁鱼片炖豆腐

材料 鲜虾仁30克,鱼肉片40克,嫩豆腐50克,青菜心60克。

调料 盐1克,葱末、姜末各3克。

做法

1. 将虾仁、鱼肉片洗净;青菜心洗净,切段;嫩豆腐洗净,切成小块。
2. 锅置火上,放入油烧热,下葱末、姜末爆锅,再下入青菜心段稍炒,加水,放入虾仁、鱼肉片、豆腐块炖熟,加盐调味即可。

功效 虾仁、鱼肉富含钙,可增强骨密度,还能增进食欲,与豆腐搭配,营养更佳。

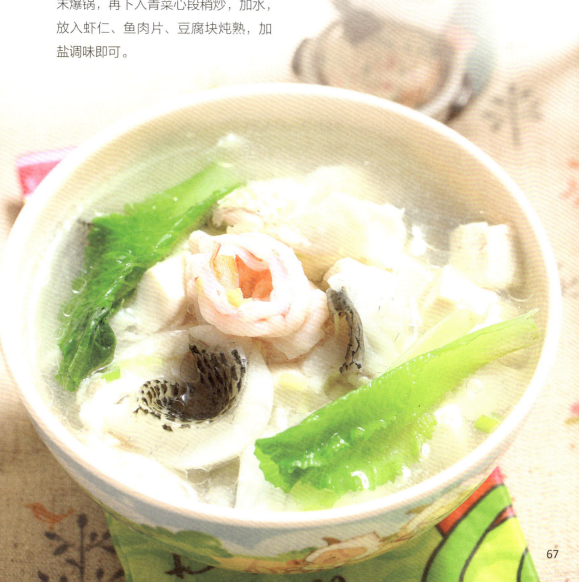

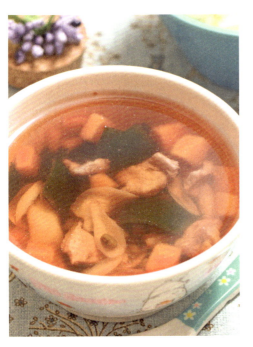
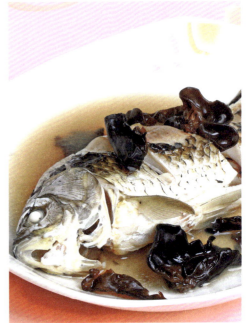

海带木瓜百合汤

材料 水发海带40克,木瓜100克,百合10克,猪瘦肉30克。

调料 盐少许。

做法

1. 海带洗净,切片;百合洗净,浸泡2小时;木瓜去皮,去子,切块;猪瘦肉洗净,切小块焯烫。
2. 煲内加适量水煮开,放入海带片、木瓜块、百合和猪瘦肉块,烧开,小火煲2小时,加盐调味即可。

清蒸鲫鱼

材料 水发木耳60克,鲜鲫鱼1条。

调料 盐、白糖、姜片、葱段各适量。

做法

1. 将鲫鱼去鳃、内脏、鳞后洗净,在鱼身两侧各划两刀;水发木耳去杂质,洗净,撕成小朵。
2. 将鲫鱼放入碗中,加入姜片、葱段、白糖、盐,覆盖木耳,上蒸笼蒸8~10分钟取出,去掉姜片和葱段即可。

 海带搭配木瓜一起食用能清热解毒,去燥润肺。

莲蓬虾蓉

材料 虾仁、莲子各25克,猪肉、水发香菇各50克。

调料 淀粉、蒜末各5克,高汤适量。

做法

1. 莲子去心,洗净,浸泡2小时。
2. 将虾仁、猪肉剁成末,水发香菇切成小粒,三者拌匀,加淀粉调成虾蓉馅。
3. 酒盅抹油,装满虾蓉馅,在上面均匀地嵌入数粒莲子即成莲蓬状,上笼蒸15~20分钟,取出。
4. 锅置火上,倒油烧热,下蒜末,倒高汤略烧,倒在蒸好的虾蓉馅上即可。

功效 可强健体质,促进宝宝生长发育。

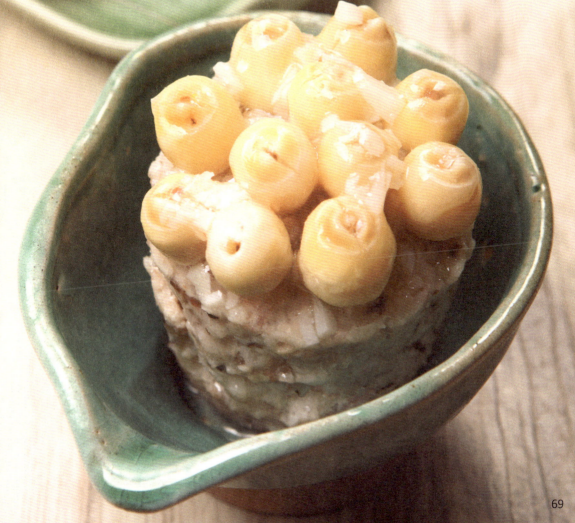

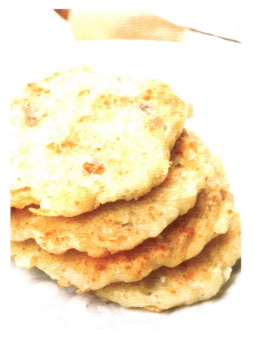 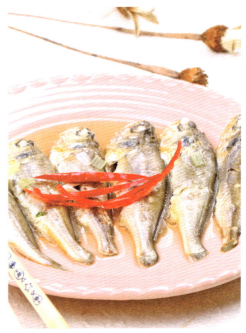

黄鱼饼

材料 净黄鱼肉50克，牛奶30毫升，洋葱20克，鸡蛋1个。

调料 淀粉10克，盐少许。

做法

1. 黄鱼肉去刺后剁成泥，装入碗中；洋葱洗净，切碎，放入鱼泥碗中。
2. 鸡蛋打散，搅拌均匀后倒入鱼泥碗中，再加入牛奶、淀粉和盐搅拌均匀。
3. 平底锅内加油烧热后，将鱼泥倒入锅中，煎成两面金黄即可。

清蒸小黄鱼

材料 小黄鱼80克。

调料 葱末3克，盐1克，红椒丝5克。

做法

1. 将小黄鱼洗净，清除内脏，放盐抹匀，腌制15分钟。
2. 将腌好的小黄鱼排放在盘中，撒上葱末、红椒丝。
3. 锅内放适量水烧开，放入小黄鱼，隔水蒸熟即可。

番茄鱼丸汤

材料 鱼丸50克,番茄、猪瘦肉各30克。

调料 姜末3克,盐1克,香菜少许。

做法

1. 番茄洗净,去皮,切丁;猪瘦肉洗净,切块;香菜洗净,切段。
2. 起锅烧水,煮沸后放入猪瘦肉块,焯烫除去表面血渍,捞出后用水洗净。
3. 另起一锅,放入番茄丁、鱼丸、猪瘦肉块、姜末,加入清水,旺火煮沸后转小火煲;煲1小时后调入盐,撒上香菜段即可。

 鱼丸、猪瘦肉补钙、补铁,搭配番茄,有助于改善宝宝食欲不振。

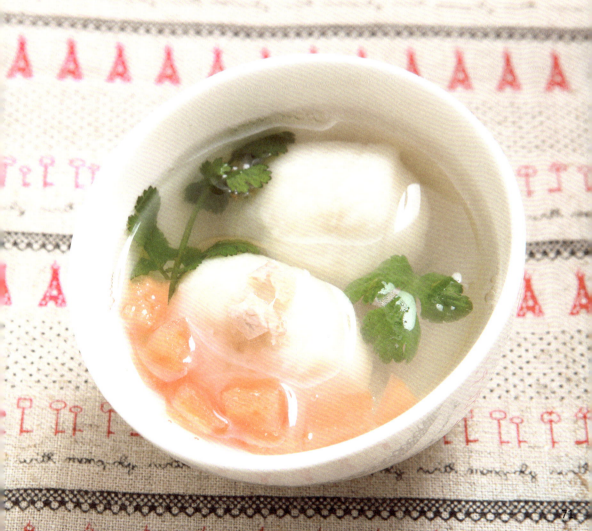

牛奶枸杞银耳羹

材料 银耳 20 克,牛奶 120 毫升,枸杞子 10 克。

调料 白糖少许。

做法

1. 将银耳提前泡发;将枸杞子洗净。
2. 锅中放适量水,加银耳,大火烧开后转小火;加枸杞子继续炖煮 10 分钟,关火。
3. 倒入牛奶拌匀,加白糖调味即可。

 功效 银耳含有多糖类物质,可以增强宝宝的抵抗力;枸杞子有抗疲劳、保护眼睛的功效。

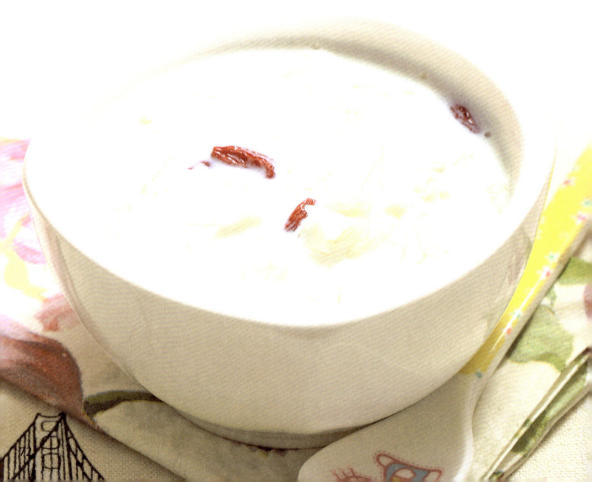

清蒸基围虾

材料 净基围虾 50 克。

调料 盐 1 克,香菜段 5 克,葱末、姜末 3 克,香油、酱油、醋各少许。

做法

1. 基围虾用盐、葱末腌渍;姜末加香油、酱油、醋调成味汁。
2. 将基围虾上笼蒸 15 分钟,出锅撒香菜段即可;在虾旁边放调味汁。

 功效 清蒸基围虾肉质松软、易消化,对增强体质有益。

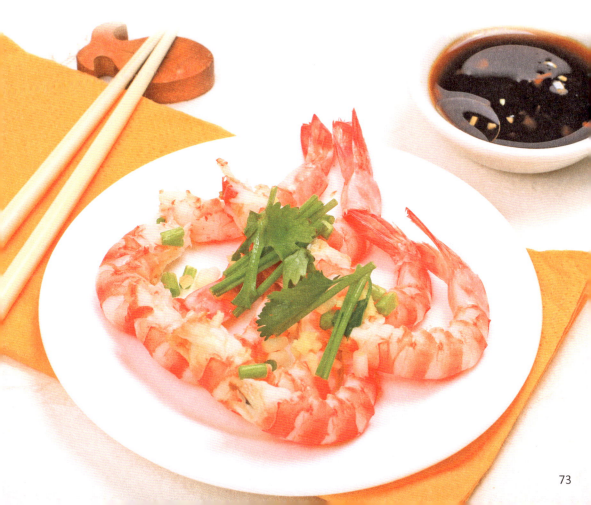

4~6岁宝宝补钙食谱

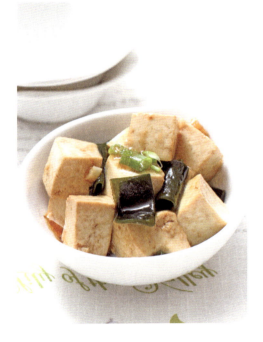

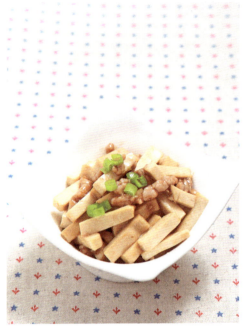

海带烧豆腐

材料 豆腐80克，水发海带50克。

调料 葱花3克，盐少许。

做法

1. 豆腐切小块，放入沸水中焯烫，捞出，沥干；海带洗净，切段。
2. 锅置火上，放油烧热，爆香葱花，放入豆腐、海带翻炒，加盐调味即可出锅。

 海带、豆腐可强健骨骼，还能补碘。

香干肉丝

材料 香干50克，猪里脊肉40克。

调料 葱花2克，盐1克，水淀粉5克。

做法

1. 香干冲洗一下，切条；猪里脊肉洗净，切丝，水淀粉腌渍10分钟。
2. 油锅烧热，爆香葱花，倒肉丝炒变色，倒入香干翻炒，加盐炒匀即可。

 香干含有丰富的优质蛋白质和钙，宝宝常食可以促进钙的吸收，有利于生长发育。

虾皮鸡蛋羹

材料 鸡蛋1个,虾皮5克。

调料 香油2克。

做法

1. 虾皮洗净,浸泡去咸味,捞出;鸡蛋打散,放入虾皮和适量清水,搅拌均匀。
2. 蛋液放蒸锅中蒸5~8分钟,取出,淋上香油即可。

 功效 鸡蛋羹营养丰富、易消化,适宜体质较弱的宝宝食用,可增强体质;鸡蛋与虾皮搭配,补钙。

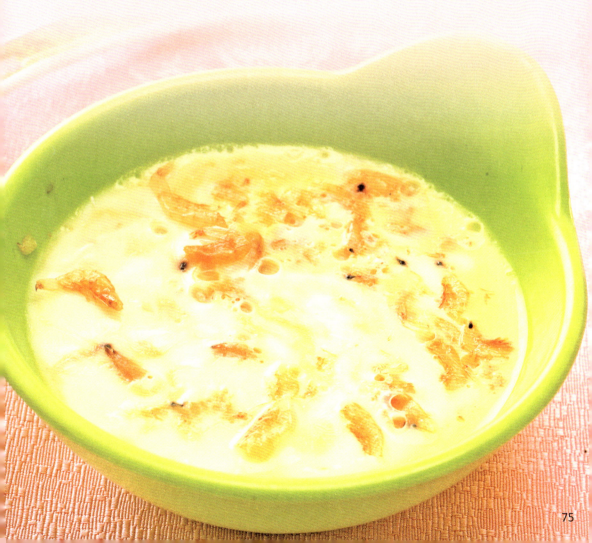

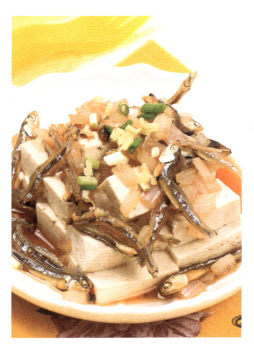
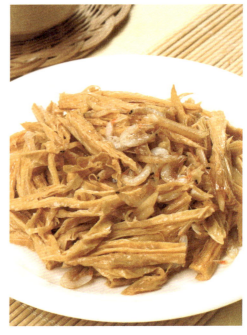

银鱼烧豆腐

材料 豆腐块 80 克，烫熟小银鱼 30 克。
调料 酱油、香油各 1 克，葱花、洋葱末各 3 克。

做法

1. 将豆腐块、小银鱼放入锅中，加入酱油、葱花、洋葱末和清水，用小火加热至小银鱼、豆腐熟。
2. 煮好后淋香油即可。

虾皮腐竹

材料 水发腐竹 100 克，虾皮 8 克。
调料 蒜丝 3 克，香油 1 克。

做法

1. 腐竹洗净，撕开，切成丝；虾皮洗净。
2. 锅置火上，放油烧热，放蒜丝煸炒，放入腐竹丝、虾皮炒匀，加少许清水翻炒，淋香油即可。

 银鱼富含钙、蛋白质，而且基本没有大鱼刺，适宜宝宝食用。

 腐竹中钙、蛋白质含量很高，与虾皮搭配，不仅补钙，还可促进大脑发育。

水晶虾仁

材料 鲜虾仁60克，鲜牛奶50毫升，鸡蛋清1个。

调料 淀粉5克，盐1克。

做法

1. 鲜虾仁洗净，挑去虾线，加上盐、淀粉腌15分钟。
2. 牛奶、鸡蛋清和腌虾仁同放碗中，充分搅拌均匀。
3. 锅置火上，放油烧热，倒入拌匀的牛奶、虾仁、鸡蛋清，用小火翻炒，炒至凝结成块，起锅装盘即可。

 虾仁富含钙、磷、镁，而且比例适当，对宝宝成长尤其有益。

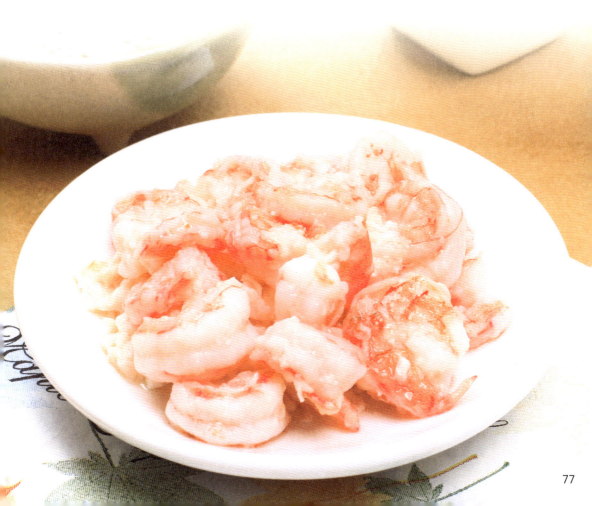

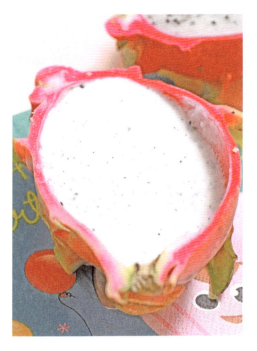
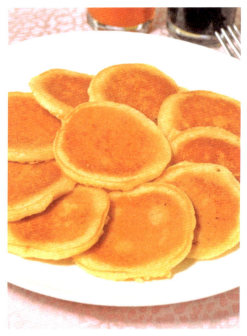

火龙果牛奶

材料 火龙果50克,牛奶250毫升。

做法

1. 火龙果取果肉,果皮留整。
2. 火龙果肉加牛奶,一同倒入搅拌机,搅打成汁,倒入果皮中即可。

奶香玉米饼

材料 玉米面50克,牛奶60毫升,黄豆粉10克,小苏打粉3克。

调料 盐1克。

做法

1. 玉米面、黄豆粉、小苏打粉、牛奶、盐加水搅成糊状。
2. 锅内倒油烧热,倒入面糊,煎至两面金黄即可。

 火龙果与牛奶搭配,可补铁补钙,而且对肠胃有一定的保护作用。

 玉米的营养成分比较全面,可促进神经系统发育,搭配牛奶更有益补钙。

麻酱拌茄子

材料 紫皮长茄子 200 克。

调料 芝麻酱、蒜泥、盐、香油、米醋各适量。

做法

1. 将茄子洗净，去皮，切成长条，撒盐，略浸泡，捞出，放盘内入蒸锅蒸熟，取出后凉凉。

2. 将芝麻酱放小碗内，放凉白开搅拌成稀糊状时，再加入盐、蒜泥、香油、米醋拌匀，均匀地浇在凉凉的茄条上，拌匀即可。

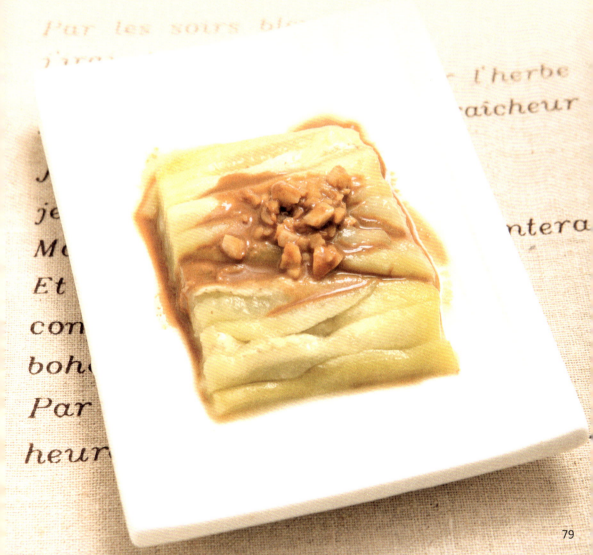

海苔卷

材料 米饭80克,菠菜、黄瓜、胡萝卜各20克,柴鱼、三文鱼、海苔各10克。

调料 酱油、沙拉酱各少许。

做法

1. 菠菜择洗干净,煮过后挤干水分,切段备用;将三文鱼、柴鱼蒸熟后用沙拉酱和酱油拌匀;将黄瓜洗净,切成细条;将胡萝卜洗净,切成细条。

2. 将切成适当大小的海苔分成两半,先放上一半量的米饭,再分别放入步骤1的材料,将海苔卷紧,切成容易食用的大小即可。

建议常给宝宝吃海苔,因为海苔中B族维生素、铁、钙、碘等营养素含量丰富。

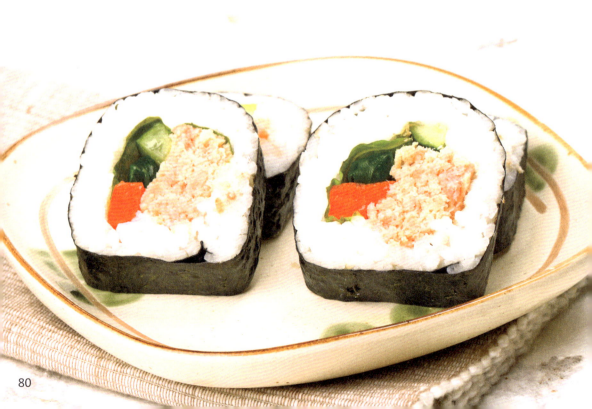

Part 3

正确认知铁,
宝宝缺铁不可怕

宝宝缺铁的信号

缺铁性贫血是全球四大营养缺乏性疾病之一,我国儿童缺铁和缺铁性贫血总体发病率接近50%,严重危害儿童的生长发育和健康水平。那么,宝宝缺铁都有哪些信号呢?

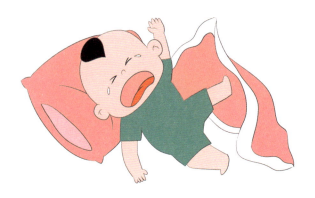

宝宝烦躁好哭,爱发脾气。

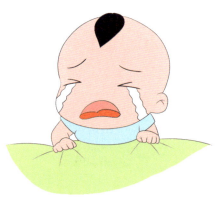

婴幼儿,体格生长缓慢,发育迟缓。

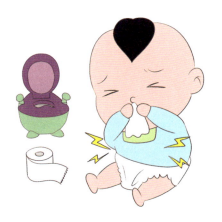

周身乏力,疲倦,还易反复感染腹泻。

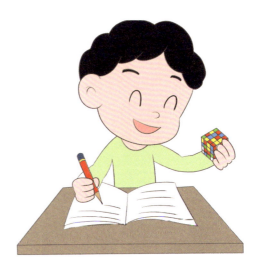

兴奋多动,出现破坏性行为。

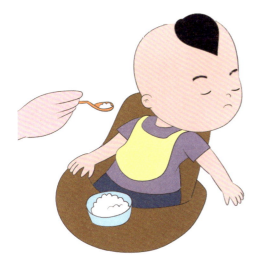

食欲差,营养不良,厌食。

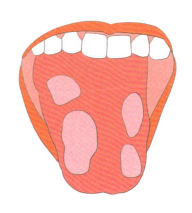

口腔黏膜苍白。

是什么偷走了宝宝体内的铁

- **铁的丢失或消耗过多**
有很多情况会引起宝宝缺铁,如慢性腹泻等胃肠道疾病影响铁吸收。

- **生长发育需求量增加**
铁是形成血红蛋白必需的原料,宝宝生长迅速,血容量增加也快,铁需求量也快速增长。

- **铁的储备量不足**
正常新生儿体内贮存的铁量足够供应出生后 6 个月的需求,假如妈妈在孕期铁摄入不足,就不能把足够的铁提供给宝宝,宝宝出生后易患缺铁性贫血。

- **铁的摄入量不足**
人体内的铁主要来源于食物,出生不久的婴儿以乳类为主,乳类含铁量较低。添加辅食以后,给宝宝的辅食食材中含铁不足。

- **草酸、植酸等影响铁的吸收**
食物中的植酸、草酸等能抑制铁的吸收。如果在辅食制作过程中没有掌握科学的烹饪方法,容易使宝宝患上缺铁性贫血。

这样补铁，宝宝从小不贫血

确定铁的摄入量

年龄	每天铁摄入量
0~6个月	0.3毫克
6个月~1岁	10毫克
1~4岁	9毫克
4~6岁	10毫克

注：以上数据参考《中国居民膳食指南（2016）》。

缺多少补多少

宝宝铁的来源主要是母乳、配方奶、强化铁米粉及其他含铁食物。

不同乳类含铁的区别

乳类	含铁量	吸收率
母乳	65±5微克/100毫升（上海市区）	吸收率很高
配方奶	1.0~1.2毫克/100毫升	吸收率较低
牛奶	0.3毫克/100毫升	吸收率低

注：以上数据参考《新生儿营养学》《中国食物成分表》。

通过这些数据，大致算出宝宝一天的铁摄入量为多少。比如，宝宝在0~6个月时，妈妈只要保证每日哺乳量，就完全可以满足宝宝每天的铁需求量。当然，在亲喂的情况下，很难测量宝宝吃母乳的量，妈妈只要记得每天哺乳8~10次，而且宝宝身长、体重增长正常就好了。

---○ 专家连线 ○---

什么情况下需要补充铁剂

主要是看宝宝的生活中是否有容易导致缺铁的高危因素。这些高危因素有以下几点：①早产。②出生时体重偏低。③暴露在铅超标的环境里。④辅食中缺少铁含量较高的食物。⑤生长发育迟缓。⑥喂养困难。

1～4岁的宝宝每天需要9毫克的铁，一天铁的主要来源

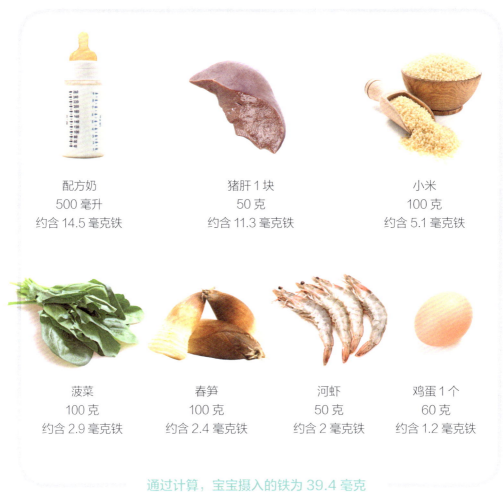

配方奶
500毫升
约含14.5毫克铁

猪肝1块
50克
约含11.3毫克铁

小米
100克
约含5.1毫克铁

菠菜
100克
约含2.9毫克铁

春笋
100克
约含2.4毫克铁

河虾
50克
约含2毫克铁

鸡蛋1个
60克
约含1.2毫克铁

通过计算，宝宝摄入的铁为39.4毫克

补铁要从铁的摄入量和吸收率两方面来衡量。一般来说，补铁可以多吃含铁高的食物，动物性食物中的肝脏、血、瘦肉等含铁高，吸收好，是宝宝补铁的首选。植物性食物中的黑芝麻、木耳、菠菜、黄豆等也含铁，但没有动物性食物的铁吸收好。

此外，维生素C有助于人体对铁的吸收。在补铁的同时，最好让宝宝适当摄入富含维生素C的水果和蔬菜，以提高铁的吸收。

不同阶段的补铁重点

富铁泥糊状食物为开端

给孩子添加辅食，每次只添加一种新食材，由少到多、由稀到稠、由细到粗，循序渐进。从一种富铁泥糊状食物开始，如强化铁的婴儿米粉、肉泥等，逐渐增加食物种类，过渡到半固体或固体食物，如烂面条、肉末等。

6个月首选第一口辅食含铁米粉

6个月以后的婴儿从母体内带来的铁等重要营养素基本消耗殆尽，此时应给宝宝添加富含铁的辅食。大米是谷类食品中最不容易引起过敏的食物，而且容易消化吸收。但米粉含铁不高，于是有了强化铁米粉。因此，富含铁的婴儿米粉为宝宝的首选辅食。

儿科营养医师指导	妈妈实践操作 DIY	

7~9月龄每日需补充
母乳量 ≥ 600 毫升
母乳喂养不少于 4~6 次
辅食喂养 2~3 次

含铁米粉 40 克

鸡蛋黄 1 个

红肉 30~50 克

稍小一点的猕猴桃 1 个

10~12月龄每日需补充
母乳量 ≈ 600 毫升
母乳喂养 3~4 次
辅食喂养 2~3 次

鸡蛋黄 1 个

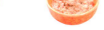
红肉 30~50 克

蔬菜、水果、谷物类各适量

特别提醒 蔬菜水果没有严格要求摄入量，却是必不可少的，因为它们是维生素、矿物质以及膳食纤维的重要来源，口味和质地都多样。

6个月后必须添加蔬菜

叶菜类含铁量较高,油菜5.9毫克/100克;荠菜5.4毫克/100克,苋菜5.4毫克/100克,菠菜2.9毫克/100克。宝妈可以把蔬菜焯熟后,切碎添加到宝宝的米粉里。

富含维生素C的蔬菜水果和富含铁的食材同食能促进铁吸收,如南瓜、番茄、土豆、山药、胡萝卜等都含维生素C。

适时添加瘦肉、动物血

虽然瘦肉含铁量不是最高的,但铁的利用率非常高,与猪肝差不多,而且购买、加工容易,宝宝也愿意接受。

猪血、鸡血、鸭血等动物血的铁利用率为12%,用它们做成美味的辅食,可预防宝宝出现缺铁性贫血。营养学专家建议每次吃动物血不要多于50克,一周2~3次即可。

儿科营养医师指导 | **妈妈实践操作 DIY**

  6~9月龄每日需补充

  10~12月龄每日需补充

菠菜75克、油菜100克、白菜心100克、胡萝卜50克、香菇50克,自由搭配。

绿叶蔬菜 75克

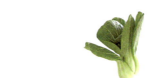
油菜50克　　白菜心100克

猪瘦肉末 30~50克

胡萝卜50克

香菇50克

大米粥 100克

特别提醒:叶菜用开水焯过可以去除大部分草酸,有利于铁吸收。

与补铁有关的营养细节

促进铁吸收的因素

- **胃酸**
食物中的铁主要以三价铁的形式存在,在胃酸作用下,还原成二价铁离子,再与肠内容物中的维生素 C、某些糖及氨基酸形成化合物,在十二指肠吸收。

- **维生素 C**
具有还原性,能将三价铁还原成二价铁,在低 pH 条件下,可与二价铁形成可溶性螯合物,有利于铁吸收。

- **有机酸**
维生素 C、柠檬酸、乳酸、丙酮酸、琥珀酸等与铁形成可溶性小分子络合物,提高铁吸收率。

- **半胱氨酸**
深色绿叶菜通过人体新陈代谢会产生一种名为类半胱氨酸的物质,半胱氨酸有与维生素 C 类似的作用,能协助非血红素铁还原。

抑制铁吸收的因素

- **过多摄入膳食纤维**
过多摄入膳食纤维，会促进铁、钙的排出，不利于铁吸收。粗粮、蔬果中富含膳食纤维，不建议婴幼儿过多摄入粗粮、蔬菜和水果。

- **多酚类、鞣酸物质**
干扰铁吸收。

- **植酸盐和草酸盐**
这类盐会影响铁吸收，多存在于谷类、蔬菜中。

- **钙、锌等矿物质**
大剂量的钙会阻碍铁吸收；无机锌和无机铁之间会竞争，互相干扰吸收。

烹调方法有讲究

方法 1

主食选发酵食品，铁比较容易吸收，因此，馒头、发糕、面包要比面条、烙饼、米饭更适合宝宝补铁。

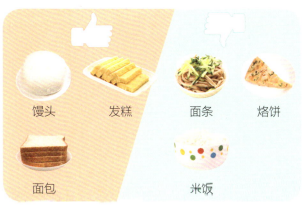

馒头　发糕　面条　烙饼　面包　米饭

方法 2

去掉草酸，铁吸收得更好。吃叶菜时，先用开水焯一下，去掉大部分草酸，可以让宝宝吸收更多铁。

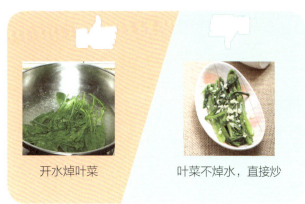

开水焯叶菜　　叶菜不焯水，直接炒

方法 3

荤素、果蔬搭配，能提高植物性食物铁的吸收率，而且新鲜蔬果含丰富的维生素C，可以促进铁吸收。

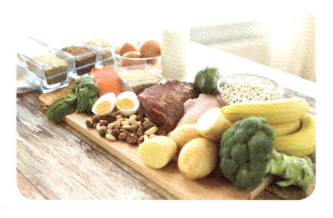

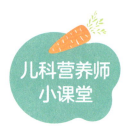

儿科营养师小课堂

缺铁性贫血如何食补

案例 1

我家宝宝一岁半就患有缺铁性贫血，不爱吃饭，还脾气暴躁，怎么办？

儿科营养师答：妈妈首先要纠正和调整自己在喂养方式和观念上的偏颇，赶快帮助宝宝戒除坏习惯，重建对吃饭的信心与热情，回归饮食好习惯。

- 及时去医院，解决消化道问题。
- 给宝宝独立进食的权利。
- 不要强迫宝宝进餐，做到少吃多餐，按宝宝的营养需求来喂养，并建立饮食好习惯。
- 让宝宝多参加户外活动，增加热量的消耗。
- 营造良好的进食氛围。
- 邀请宝宝的同伴来一起进餐。

案例 2

我家宝宝14个月，患缺铁性贫血，我应该怎么给她食补？

儿科营养师答：要均衡摄取富含铁的食材，如动物肝脏、动物血等。维生素C可以促进铁吸收，所以补铁时维生素C的摄取量也要充足。多吃各种新鲜的蔬菜，许多蔬菜含维生素C丰富，如荠菜。

案例 3

我家宝宝3岁2个月，感冒时发现有缺铁性贫血的情况，请问补铁食补好还是药补好？

儿科营养师答：首先要看缺铁性贫血的程度，通过检查血红蛋白的数值判断是否需要药补（轻度：90~120克/升，中度：60~90克/升，重度：30~60克/升）。轻度缺铁性贫血可从食物中补充，食补需要多食含铁丰富的食物，如猪肝、猪血、瘦肉、奶制品、大豆类、大米、苹果、绿叶蔬菜等。中度和重度缺铁性贫血可采取食补加药补的形式，给宝宝先补充富含铁的食材，需要药物干预治疗的，可以给宝宝服用铁剂。服用铁剂时要注意，硫酸亚铁会对宝宝的肠胃有刺激，最好服用乳酸亚铁成分的铁剂，它对宝宝的胃刺激小，安全、很容易被吸收。

Part 4

食物补铁，
宝宝注意力集中，不贫血

补铁明星食材

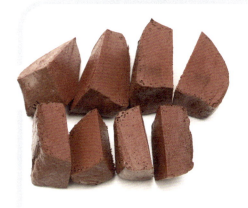

猪血
补铁指数 ★★★★★
预防缺铁性贫血

食用时间 —— 6 个月以后
推荐用量 —— 每日 50~75 克
保存方式 —— 冷藏

补铁原理 猪血富含的铁以血红素铁的形式存在，容易被消化吸收。对生长发育阶段的婴幼儿来说，可以有效缓解缺铁性贫血。

最佳拍档

午餐

 猪血 40 克

 柿子椒半个 富含维生素 C

维生素 C 可以促进铁吸收

晚餐

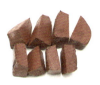 猪血 30 克

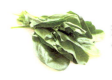 菠菜 50 克 富含叶酸和铁

荤素搭配，促进食欲，加速造血原料的消化吸收

营养提醒 猪血放开水里烫一下，切块，炒、烧或作为汤的主料和辅料；烹调猪血时最好要用葱、姜等佐料，可以去腥。

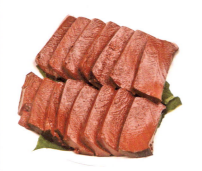

鸭血

补铁指数 ★★★★★
补铁

食用时间	6 个月以后
推荐用量	每日 50~75 克
保存方式	冷藏

补铁原理：鸭血富含铁、优质蛋白质，可有效缓解宝宝缺铁性贫血，促进生长发育。

最佳拍档

午餐

 鸭血 40 克

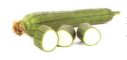 丝瓜 50 克 含维生素 C

维生素 C 促进三价铁转换成易吸收的二价铁

晚餐

 鸭血 30 克

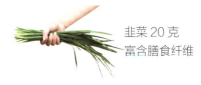 韭菜 20 克 富含膳食纤维

有助于补铁，促进肠道蠕动

营养提醒
1. 食用动物血，无论烧、煮，一定要提前熟透。
2. 烹调时应配有葱、姜等佐料去除异味。

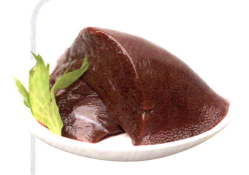

猪肝 补铁指数 ★★★★★
补血，调节免疫力

食用时间 …………… 6 个月以后
推荐用量 …………… 每日 50 克
保存方式 …………… 冷藏或保放于阴凉处

补铁原理　猪肝富含铁和维生素 B_{12}，适当的维生素 B_{12} 能促进血红细胞的生成，可改善缺铁性贫血。

最佳拍档

早餐 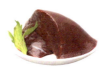 猪肝 20 克　 菠菜 50 克 富含叶酸和铁

叶酸可以协助造血营养素的生成，预防缺铁性贫血

晚餐 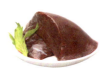 猪肝 30 克　 苋菜 50 克 含铁、钙

苋菜中含钙、铁，改善缺铁性贫血

营养提醒　肝是最大的毒物中转站和解毒器官，所以买回的鲜肝不要急于烹调，应把肝放在自来水龙头下冲洗 10 分钟，然后放在水中浸泡 30 分钟。

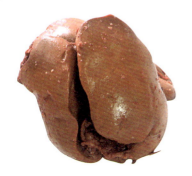

鸡肝

补铁指数 ★★★★★
调节免疫力

食用时间	6 个月以后
推荐用量	每日 50 克
保存方式	冷藏

补铁原理　鸡肝富含铁和维生素A，维生素A可以促进视力发育。幼儿适当进食鸡肝可使皮肤红润，改善缺铁性贫血。

最佳拍档

早餐

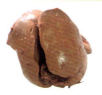 鸡肝 20 克　 胡萝卜半根 富含胡萝卜素

益肝明目，改善缺铁性贫血

晚餐

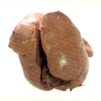 鸡肝 30 克　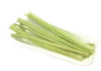 芹菜 100 克 含叶绿素

改善缺铁性贫血、便秘

营养提醒　烹制时最好不要放醋，因为醋会使维生素A遭到破坏。

牛瘦肉

补铁指数 ★★★★★
调节免疫力

食用时间 ……………… 6个月以后
推荐用量 ……………… 每日15~50克
保存方式 ……………… 冷冻

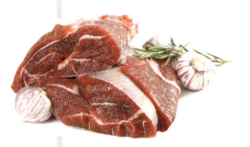

补铁原理

牛瘦肉富含容易吸收的铁和锌，在补铁的基础上提高幼儿免疫系统功能。

最佳拍档

早餐

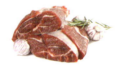

牛瘦肉 30克

香菇 50克 含多种氨基酸

在益气补血基础上调节免疫力

晚餐

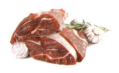

牛瘦肉 40克

芋头 50克 含丰富的黏液皂素

适量的黏液皂素可以增进食欲，帮助消化，与牛瘦肉合用还可补铁

营养提醒

1. 烹饪时放一个山楂、一块橘皮或一点茶叶，牛肉易软烂。
2. 牛肉的纤维组织较粗，结缔组织较多，应横切（将长纤维切断），如果顺着纤维组织切，不仅没法入味，还嚼不烂。

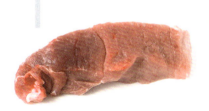

猪瘦肉

补铁指数 ★★★★★

补充蛋白质和脂肪酸

食用时间	6 个月以后
推荐用量	每日 40~75 克
保存方式	冷冻

补铁原理

猪瘦肉富含铁和半胱氨酸，半胱氨酸可促进铁吸收，能有效改善幼儿缺铁性贫血。除此之外，猪瘦肉还为幼儿提供了优质蛋白质和必需的脂肪酸。

最佳拍档

早餐

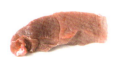 猪瘦肉 50 克

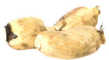 藕 50 克 含维生素 C 和铁

预防贫血

晚餐

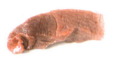 猪瘦肉 25 克

 苋菜 50 克 含钙、铁

促进补铁

营养提醒

猪肉烹调前莫用热水清洗，若用热水浸泡就会散失很多营养，同时烹饪以后口感也欠佳。

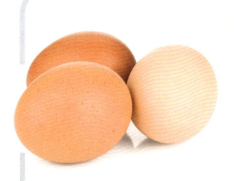

鸡蛋 补铁指数 ★★★★★
健脑益智，保护肝脏

食用时间 ········· 6个月以后
推荐用量 ········· 每日1~2个
保存方式 ········· 常温存放或冷藏

补铁原理　鸡蛋黄富含铁和卵磷脂，适量的卵磷脂有益婴幼儿心脏、大脑、血管的生长发育。

最佳拍档

早餐　 鸡蛋1个 60克　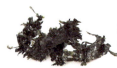 紫菜10克 含钙、铁

增强记忆，预防贫血，促进骨骼生长

晚餐　 鸡蛋1个 60克　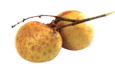 桂圆5个 含碳水化合物

在补铁的基础上安抚情绪，提高睡眠质量

营养提醒　鸡蛋未煮熟不能将细菌杀死，容易引起食物中毒。因此鸡蛋要经高温煮熟后再吃。

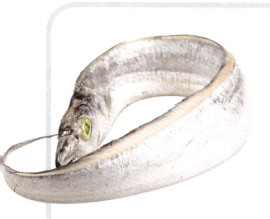

带鱼

养肝补血

补铁指数 ★★★★★

食用时间	7 个月以后
推荐用量	每日 40~75 克
保存方式	冷冻

补铁原理

带鱼富含铁、DHA 和 EPA，DHA 和 EPA 有利于婴幼儿脑部发育，提高智力；婴幼儿适当吃些带鱼，既健脑，又可以预防缺铁性贫血。

最佳拍档

早餐 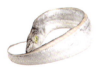 带鱼 30 克 豆腐 50 克 含优质蛋白质

亚油酸有益于神经、血管、大脑生长发育，还补铁

晚餐 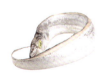 带鱼 40 克 木瓜 50 克 含多种氨基酸

木瓜蛋白酶可以促进消化和铁吸收

营养提醒

带鱼的银鳞被称为"银脂"，怕热，在 75℃的水中便会溶化，因此清洗带鱼时水温不可过高，也不要对鱼体表面进行过度刮拭，以防银脂流失。

黑芝麻

养血润肠

补铁指数 ★★★

食用时间	6 个月以后
推荐用量	每日 30 克
保存方式	常温存放

补铁原理

芝麻富含铁和钙，钙既可促进幼儿的骨骼发育，铁有利于预防幼儿的缺铁性贫血。此外，芝麻中富含的维生素E还有促进幼儿头发生长的作用。

最佳拍档

午餐

 黑芝麻 20 克

 核桃 健脑益智

补铁、益智

晚餐

 黑芝麻 10 克

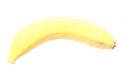 香蕉 1 根 安心神

在补铁的基础上安抚情绪，提高睡眠质量

营养提醒

黑芝麻吃起来不苦，反而有点轻微的甜味，有芝麻香味，不会有任何异味；但市场上有染色的黑芝麻，这种"黑芝麻"有种奇怪的机油味，或者说有除了芝麻香味之外的不正常的味道，而且吃起来发苦。

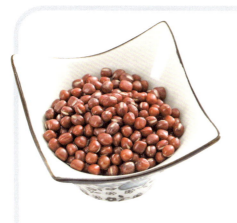

红豆

补铁指数 ★★★
减少贫血的发生

食用时间 ················ 7 个月以后
推荐用量 ················ 每日 20~50 克
保存方式 ················ 常温存放

补铁原理 红豆富含铁，具有较好的补血效果，常食能减少缺铁性贫血的发生，而且红豆含有的维生素 C 还能促进铁吸收。

最佳拍档

早餐
 红豆 20 克
 百合适量 和胃润肺

补铁，润肺止咳

晚餐
 红豆 20 克
 莲子 10 粒 养心安神

预防贫血，养心安神

营养提醒 红豆宜与谷类食物混合制成红豆饭或红豆粥食用。红豆较硬，不易煮熟，烹调前建议泡发一段时间。

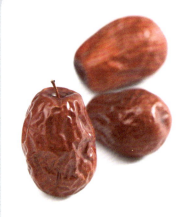

红枣 补铁

补铁指数 ★★★

食用时间	8个月以后
推荐用量	每日50~100克
保存方式	常温存放

补铁原理 红枣含铁、维生素C和叶酸，维生素C可增强抵抗力，还可促进铁吸收；叶酸参与血细胞的生成，促进神经系统的健康发育。

最佳拍档

早餐 红枣 2枚 小米100克 富含钾、锌

不仅可健脾养胃，补铁，而且促进宝宝生长发育

午餐 红枣 3枚 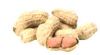 花生10粒 富含氨基酸、锌

促使细胞发育和增强记忆能力

营养提醒 红枣受风吹后容易干缩、起皱、变色，因此摊晾时，最好在红枣上加盖一层废旧报纸，防止红枣直接接受光照和风吹。

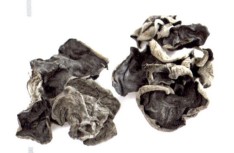

木耳

补铁指数 ★★★
补气血，清肠胃

食用时间 ………… 6 个月以后
推荐用量 ………… 每日 50~75 克
保存方式 ………… 常温存放

补铁原理 木耳富含铁和钙，对婴幼儿生长发育很有益处。

最佳拍档

早餐
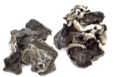
木耳 15 克

春笋 50 克
富含膳食纤维

适当的膳食纤维，帮助消化并促进铁吸收

晚餐
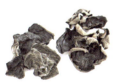
木耳 15 克

红枣 3 枚
含维生素 C

维生素 C 可提高铁的吸收率

营养提醒 在处理干木耳时，温水中放入木耳，然后加入两勺淀粉后进行搅拌，以去除木耳中的细小杂质。

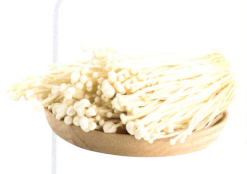

金针菇
补铁指数 ★★★
有利营养素吸收

食用时间	1岁以后
推荐用量	每日100~150克
保存方式	冷藏

补铁原理　金针菇是铁含量较高的菌菇之一，还含有大量维生素，有利于纠正缺铁性贫血。

最佳拍档

早餐

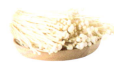 金针菇 50克

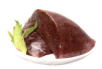 猪肝50克 富含铁

促进铁吸收

晚餐

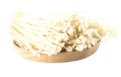 金针菇 100克

 鸡肉100克 富含蛋白质

适当的蛋白质能调节免疫力，进而起到益气补血的作用

营养提醒　做金针菇之前，最好在加盐的沸水里焯一下，可以起到杀菌和去涩的作用。

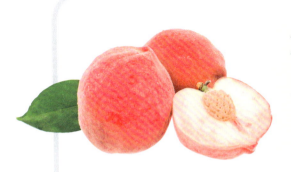

桃子 补铁指数 ★★★
益气补血

食用时间 .... 6 个月以后
推荐用量 .... 每日 50~70 克
保存方式 .... 常温存放

补铁原理 桃子含铁和维生素C，维生素C不仅具有抗氧化、增强肝功能、调节免疫力，还能益于铁的吸收，预防缺铁性贫血。

最佳拍档

早餐 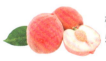 桃子 50 克   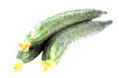 黄瓜 清热润肠

促进铁吸收、防便秘

睡前1小时 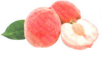 桃子 20 克   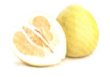 葡萄柚 50 克 含天然叶酸和维生素C

在补铁的基础上增强机体的解毒功能

营养提醒 如何巧洗桃？
1. 将桃子放在温水中，再撒少许盐，轻轻揉，桃毛会很快脱落。
2. 在水中放入食用盐，将桃子浸泡3分钟，搅动，桃毛会自动脱下。

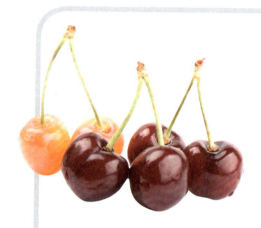

樱桃 补血
补铁指数 ★★★

食用时间	6个月以后
推荐用量	每日50~75克
保存方式	冷藏

补铁原理　常食樱桃可补充机体对铁的需求，促进血红蛋白再生，既可预防婴幼儿缺铁性贫血，又可增强体质，健脑益智。

最佳拍档

早餐

 樱桃 50克

 酸奶50克 含有多种酶（注：1岁以后的宝宝才能喝牛奶和奶制品）

适当搭配酸奶可改善肠道环境，此饮品补钙补铁

睡前1小时

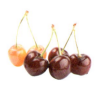 樱桃 25克

 苹果100克 含维生素

补铁，有补脑养血、宁神安眠作用

营养提醒　清洗樱桃时在水中放入一些食用碱，能中和农药的强酸，对去除残留农药有很好的效果。

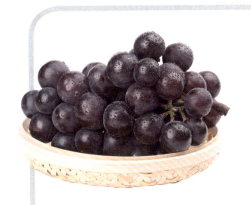

葡萄 补铁指数 ★★★
预防缺铁性贫血

食用时间	6个月以后
推荐用量	每日 50~100 克
保存方式	冷藏

补铁原理

葡萄富含铁、维生素C以及酒石酸等，适当的酒石酸能健脾和胃，促进食欲。维生素C能够促进铁吸收，有助于缓解婴幼儿轻度缺铁性贫血。

最佳拍档

早餐

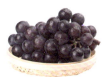 葡萄 50克

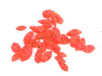 枸杞子 5 克 含甜菜碱

适当的甜菜碱可抑制脂肪在肝细胞内沉积，促进肝细胞再生，补血养肝

晚餐

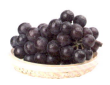 葡萄 50克

 橙子 1 个 富含维生素C

维生素C促进铁吸收，能预防缺铁性贫血

营养提醒 葡萄能保留时间很短，最好购买后尽快吃完。一次吃不完可用塑料袋密封好，放入冰箱内能保存 4~5 天。

补铁明星食谱

0~6个月哺乳妈妈补铁食谱

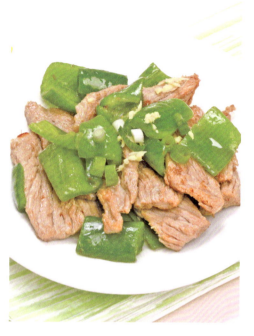

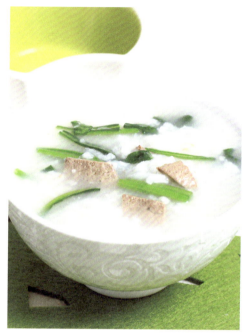

柿子椒炒牛肉片

材料 牛肉 80 克,柿子椒 100 克。

调料 葱末、姜末各 5 克,盐 2 克,淀粉 10 克。

做法

1. 牛肉洗净,切片,加水、淀粉抓匀,腌制 10 分钟;柿子椒洗净,去蒂去子,切片。
2. 锅内倒油烧热,下牛肉片翻炒至变色,放葱末、姜末略炒,倒柿子椒片炒匀,加盐调味即可。

猪肝菠菜粥

材料 大米 100 克,新鲜猪肝 50 克,菠菜 30 克。

调料 盐 1 克。

做法

1. 猪肝冲洗干净,切片,入锅焯水,捞出沥水;菠菜洗净,焯水,切段;大米淘洗干净,用水浸泡 30 分钟。
2. 锅置火上,倒入适量清水烧开,放入大米,大火煮沸后改用小火慢熬。
3. 煮至粥将成时,将猪肝片放入锅中煮熟,再加菠菜段稍煮,加盐调味即可。

银耳木瓜排骨汤

材料 猪排骨250克,干银耳2朵,木瓜100克。

调料 盐2克,葱段、姜片各5克。

做法

1. 干银耳泡发,洗净,撕成小朵;木瓜去皮去子,切块;排骨洗净,斩段,焯水备用。
2. 汤锅加清水,放入排骨段、葱段、姜片同煮,大火烧开后放入银耳,小火慢炖约1小时。
3. 把木瓜块放入汤中,再炖15分钟,放入盐搅匀,拣出葱段、姜片即可。

功效 排骨补铁,滋阴润燥,搭配木瓜、银耳可通乳、安神、助眠。

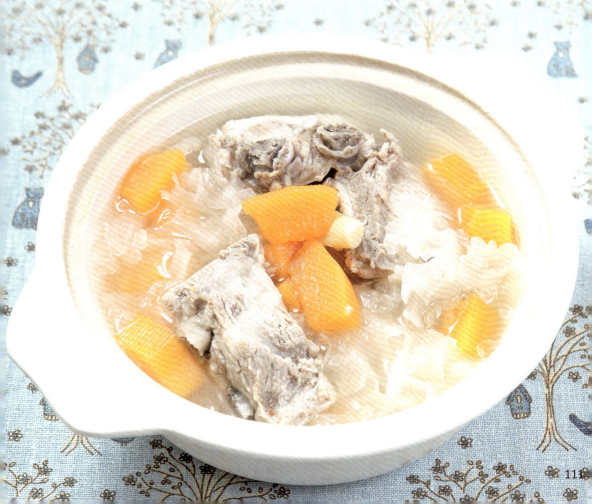

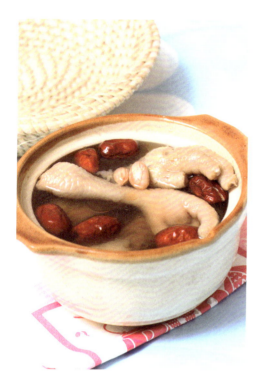
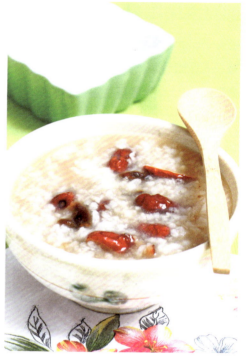

花生鸡脚汤

材料 鸡脚5只,花生米50克,红枣6枚。
调料 盐2克,香油适量。
做法

1. 鸡脚洗净,切去爪尖,用沸水焯烫后再洗净;花生米、红枣洗净,用清水浸泡。
2. 砂锅置火上,倒入适量清水,放入鸡脚、花生米、红枣,大火煮开后转小火炖1小时,加盐调味,淋入香油即可。

红枣桂圆粥

材料 桂圆肉20克,红枣10枚,糯米60克。
调料 红糖5克。
做法

1. 糯米洗净,用清水浸泡2小时;桂圆肉和红枣洗净。
2. 锅置火上,加入适量清水煮沸,加入糯米、红枣、桂圆肉,用大火煮沸,再用小火慢熬成粥,加红糖即可。

鸭血木耳汤

材料 鸭血 150 克,水发木耳 25 克。

调料 姜末、香菜段各 5 克,盐 2 克,水淀粉、香油各少许。

 功效 新妈妈多吃鸭血、木耳,可预防缺铁性贫血。鸭血还为人体提供多种矿物质,对防止产后营养不良有益。

做法

1. 鸭血洗净,切成 3 厘米见方的块;水发木耳洗净,撕成小朵。
2. 锅置火上,加适量清水,煮沸后放入鸭血块、木耳、姜末,再次煮沸后转中火煮 10 分钟,加盐调味,用水淀粉勾芡,撒上香菜段,淋香油即可。

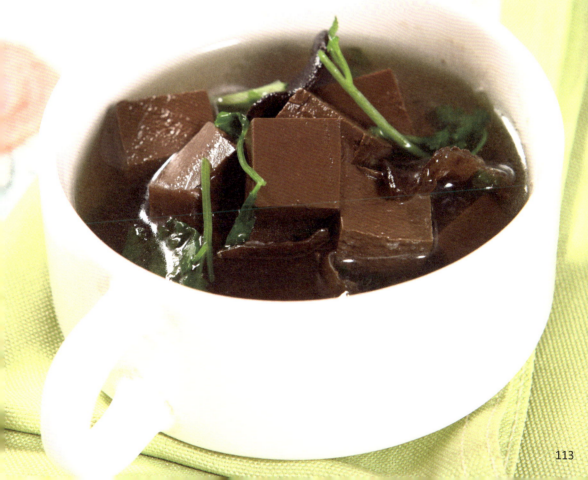

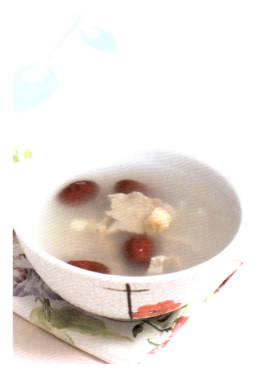
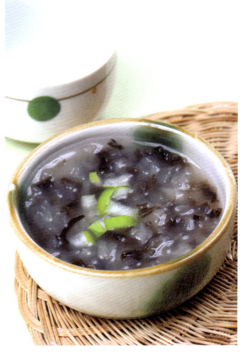

红枣党参牛肉汤

材料 红枣4枚,党参15克,牛肉250克。
调料 盐2克,姜片10克,香油少许,牛骨高汤适量。

做法

1. 红枣洗干净,去核;党参、牛肉分别洗净,切片。
2. 将红枣、党参片、牛肉片、牛骨高汤、姜片放入后大火烧沸,改小火煲1小时,加盐调味,滴上香油即可。

双耳羹

材料 干银耳、干木耳各10克。
调料 葱末、盐各适量。

做法

1. 干银耳、干木耳分别用清水泡发,择洗干净,切碎。
2. 蒸锅置火上,将银耳碎、葱末和木耳碎放入大碗中,倒入适量清水,放入蒸锅,大火蒸15分钟,加盐调味即可。

花生红枣鸡汤

材料 净鸡1只,水发香菇30克,花生米25克,红枣6枚。

调料 葱段、姜片各5克,盐2克,老抽、白糖各2克,淀粉、料酒各6克,香油1克。

做法

1. 花生米洗净;香菇加白糖、料酒、香油、淀粉拌匀;净鸡用老抽、盐腌渍10分钟。

2. 锅倒油烧热,爆香葱段、姜片,放入花生米、香菇、红枣,放入腌渍过的鸡,加适量清水,慢火炖1小时,加盐调味即可。

功效 红枣可补益脾胃、滋养阴血、养心安神,与鸡肉搭配,还能补锌强体。

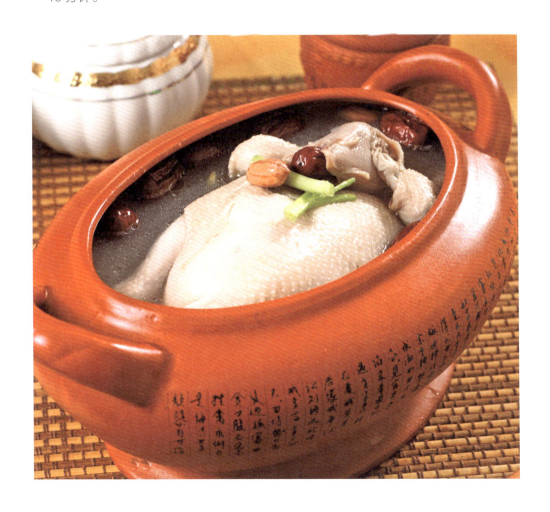

6~9个月 宝宝补铁食谱

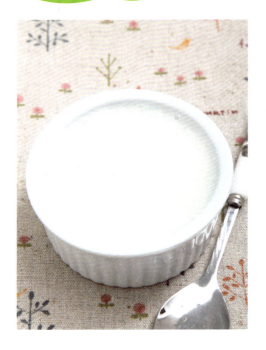

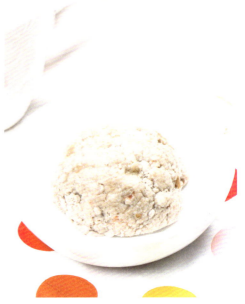

牛肉汤米糊

材料 牛肉 30 克，婴儿米粉 50 克。

做法

1. 将牛肉洗净，切片。
2. 锅置火上，加入适量清水，放入牛肉，炖 1 小时。
3. 将牛肉滤除，留下肉汤，等肉汤稍凉后加入婴儿米粉，搅拌均匀即可。

瘦肉泥

材料 猪里脊肉 30 克。

做法

1. 里脊肉洗净，剁成肉泥。
2. 将肉泥蒸熟即可。

菠菜鸭肝泥

材料 菠菜15克,鸭肝30克。

做法

1. 鸭肝清洗干净,去膜、去筋,剁成泥;菠菜洗净,放入沸水中焯烫至八成熟,捞出,凉凉,切碎。
2. 将鸭肝泥和菠菜碎混合后搅拌均匀,放入蒸锅中大火蒸5分钟即可。

 鸭肝含铁丰富,搭配菠菜,对预防缺铁性贫血极为有益。

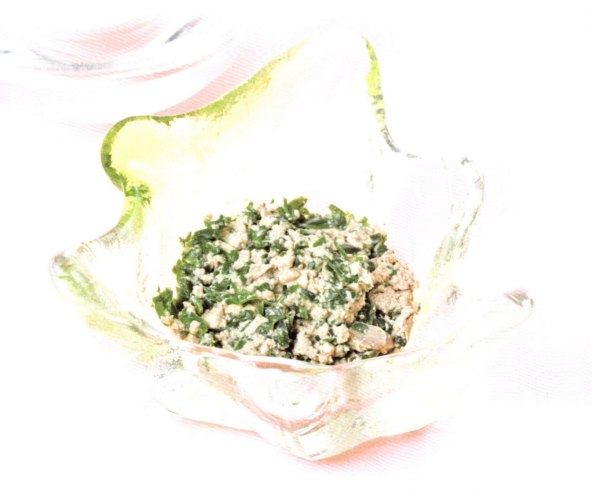

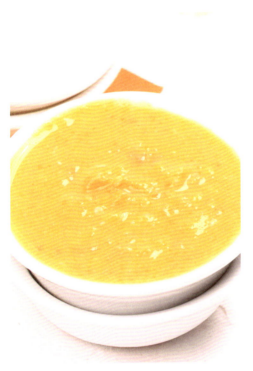
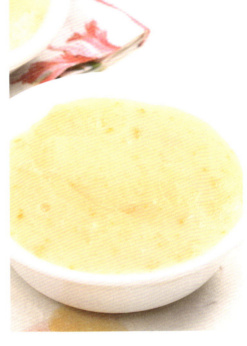

蛋黄泥

材料 鸡蛋1个。

做法

1. 将鸡蛋放入锅中煮熟。
2. 磕开鸡蛋,取用蛋黄,加适量温水调成蛋黄泥即可。

蛋黄土豆泥

材料 熟鸡蛋黄30克,土豆20克。

做法

1. 熟鸡蛋黄加水调成泥;土豆洗净,蒸熟,去皮,压成泥。
2. 锅中放入土豆泥、蛋黄泥和温水,放火上稍煮,搅拌均匀即可。

猪肝蛋黄粥

材料 猪肝30克，大米40克，熟鸡蛋1个。

做法

1. 猪肝洗净，剁成碎；大米淘洗干净，浸泡30分钟。
2. 熟鸡蛋去皮，取蛋黄压碎。
3. 锅置火上，加水烧开，放入大米，用小火煮成稀粥。
4. 将猪肝碎、蛋黄碎加入稀粥中煮3分钟即可。

功效 猪肝、鸡蛋黄都是补铁的理想食材，与大米搭配煮粥可补锌，还促进消化。

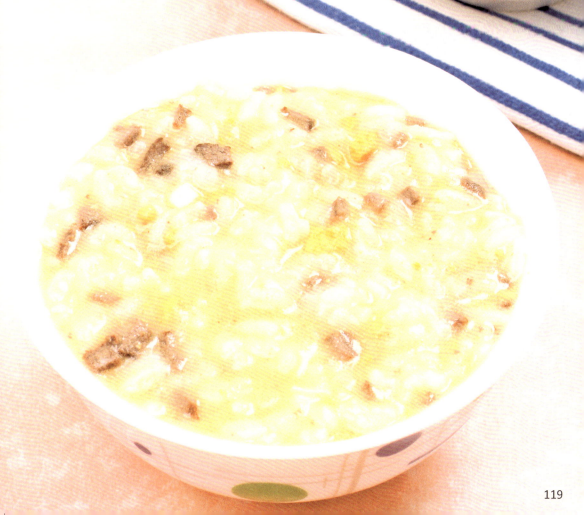

9~12个月 宝宝补铁食谱

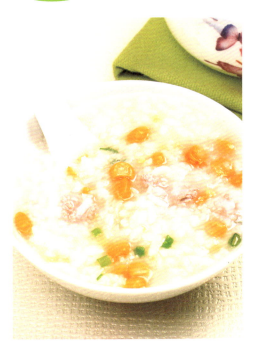

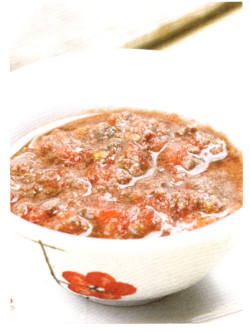

牛肉蓉粥

材料 玉米粒、牛肉、大米各50克。
调料 葱末适量。
做法
1. 牛肉洗净,剁成末;大米、玉米粒洗净。
2. 锅内倒入清水烧沸,放入大米和玉米粒,熬成粥,放入牛肉末煮沸,转小火煮5分钟,出锅前撒上葱末即可。

 牛肉富含铁,与玉米、大米搭配,宝宝常食可充盈气血、强筋壮骨。

番茄泥猪肝

材料 猪肝、番茄各20克。
做法
1. 将猪肝外层的薄膜剥掉之后,用凉水将血水泡出,然后煮熟,切碎。
2. 番茄用水焯一下,随即取出,去皮,切碎。
3. 将切碎的猪肝和番茄碎拌匀即可。

 补铁,促进消化。

圆白菜西蓝花糊

材料 圆白菜、西蓝花各 20 克，洋葱 5 克，麦粉 15 克。

做法

1. 取圆白菜心，切碎；洋葱去老皮，洗净，切碎；西蓝花洗净，掰小朵。
2. 锅中放油烧热，将洋葱碎和西蓝花炒熟。
3. 将麦粉加在水中搅匀，混合后倒入锅中，充分搅拌后用大火煮 5 分钟，加入圆白菜碎、洋葱碎、西蓝花后调小火，用勺子边搅拌边煮熟即可。

 西蓝花中钙、铁等矿物质比较丰富，维生素 C、胡萝卜素含量也很高。宝宝常食可全面补充营养。

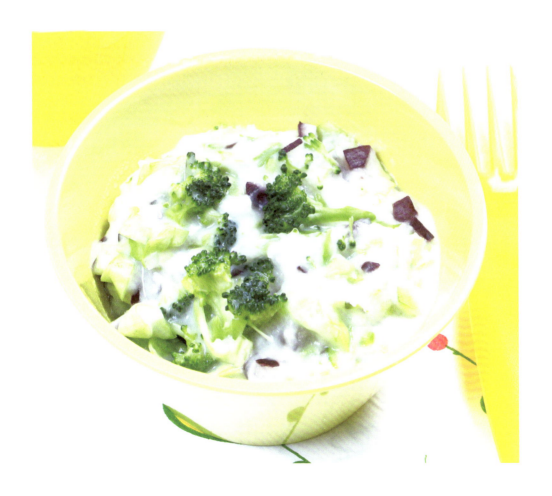

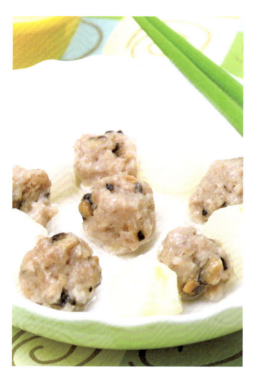
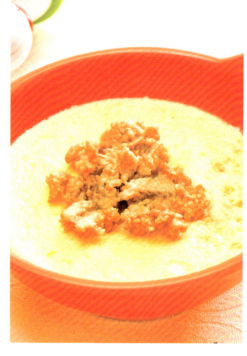

冬瓜球肉丸

材料 冬瓜50克，肉末20克，鲜香菇30克。

做法

1. 冬瓜去皮去瓤，冬瓜肉剜成冬瓜球。
2. 将香菇洗净，切成碎末，将香菇末、肉末混合后搅拌成肉馅，然后揉成小肉丸。
3. 将冬瓜球和肉丸码在盘子中，上锅蒸熟即可。

肉末蛋羹

材料 鸡蛋1个，猪瘦肉25克。
调料 酱油少量。

做法

1. 将鸡蛋洗净，磕入碗中打散，加适量清水搅拌均匀，放入蒸锅内，水开后蒸8分钟，取出。
2. 将猪瘦肉洗净，剁成肉末；炒锅置火上烧热，倒入适量植物油，放入肉末煸熟，淋入少量酱油翻炒均匀，盛在蒸好的蛋羹上即可。

 肉末、香菇可补铁，搭配冬瓜可清热解暑。

番茄蛋黄粥

材料 番茄70克,鸡蛋1个,大米50克。

做法

1. 番茄去皮,切丁;将鸡蛋的蛋黄与蛋清分开,蛋黄液打散。
2. 锅置火上,加适量水烧开,放入大米煮粥。
3. 待大米粥熟时,加入番茄碎,稍煮,倒入蛋黄液,迅速搅拌,稍煮即可。

功效 鸡蛋黄中的铁易吸收,其含有的维生素A,能保护宝宝视力。番茄含有丰富的番茄红素,能够保护宝宝的视网膜健康。

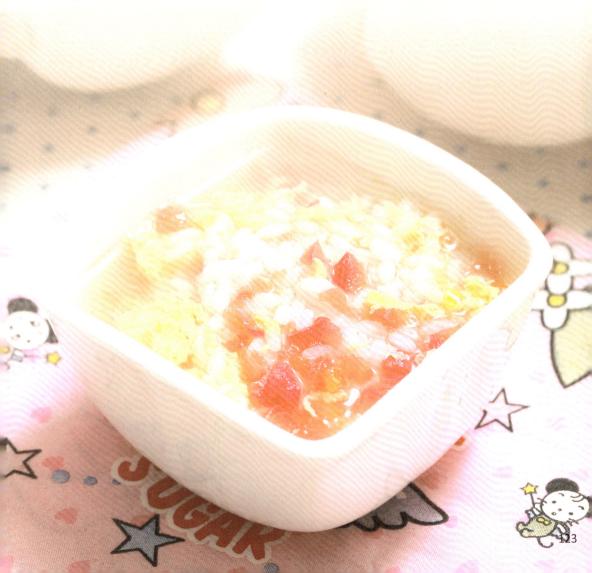

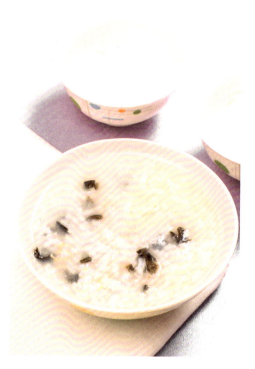
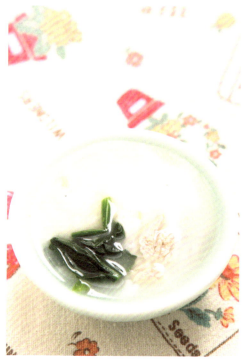

鸡肉木耳粥

材料 鸡腿肉30克,干木耳5克,大米50克。

做法

1. 干木耳用清水泡发,洗净,切成末;鸡腿肉洗净,切碎;大米洗净。
2. 大米放入锅中,加适量水煮熟,加入鸡腿肉碎煮熟,再放入木耳末,中火煮熟即可。

菠菜瘦肉粥

材料 菠菜50克,猪瘦肉30克,大米粥1小碗。

调料 香油少许。

做法

1. 将菠菜洗净,焯水,切成段;将猪瘦肉洗净,切小块。
2. 锅内加水、大米粥,煮开,放入肉块、菠菜段,稍煮后放入香油。

 木耳被誉为"素中之荤",宝宝常食可预防缺铁性贫血,与鸡肉搭配食用,有助于调节免疫力。

 猪瘦肉富含铁、蛋白质,菠菜富含维生素和膳食纤维,二者搭配煮粥,能增加营养。

红枣核桃米糊

材料 大米30克,红枣4枚,核桃仁15克。

做法

1. 大米洗净,浸泡30分钟;红枣洗净,浸泡30分钟,去核;核桃仁洗净备用。
2. 将食材倒入全自动豆浆机中,加水至上下水位线之间,按"米糊"键,至米糊好即可。

 功效 红枣可益气血、健脾胃,改善血液循环,对宝宝缺铁性贫血有食疗作用;核桃仁有健脑作用。

1~2 岁 宝宝补铁食谱

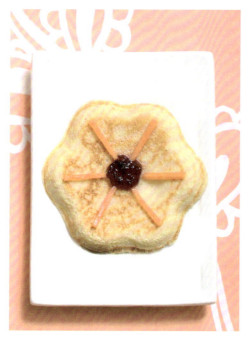

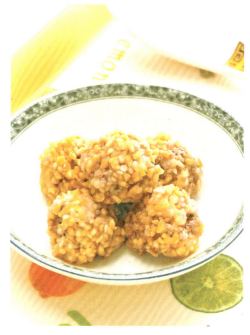

鸡蛋饼

材料 低筋面粉 50 克，鸡蛋 1 个，胡萝卜丝适量。

调料 白糖 1 克，果酱 2 克。

做法

1. 低筋面粉过筛，加鸡蛋、水和白糖，做成面糊。
2. 平底锅加油烧热，倒适量面糊，煎成两面金黄的薄饼。
3. 用模具压造型，中间淋一点果酱，果酱周围摆放胡萝卜丝即可。

玉米肉圆

材料 猪肉馅 60 克，鸡蛋 1 个，玉米面 50 克。

调料 淀粉适量，盐 1 克，白芝麻适量。

做法

1. 在猪肉馅中放入鸡蛋、淀粉、盐调匀，顺时针方向搅上劲。
2. 将肉馅制成一个个的小丸子，每个丸子裹上一层玉米面，再沾一层白芝麻码入盘内，入锅后用中火蒸 8 分钟即可食用。

 功效 这道菜中富含促进宝宝生长的蛋白质、钙、铁、锌。

温拌双泥

材料 茄子、土豆各100克，鸡蛋1个。
调料 盐1克，番茄酱、香油各少许。
做法

1. 茄子洗净，去皮后蒸熟，捣成泥；土豆洗净后蒸熟，去皮，压成泥。茄子泥、土豆泥分别加入盐，搅拌均匀。
2. 鸡蛋煮熟后，鸡蛋黄压碎，鸡蛋清切成末。
3. 茄子泥、土豆泥分别放在盘中（不混合），再把鸡蛋清末、鸡蛋黄碎分别放在茄子泥、土豆泥的两侧，浇上番茄酱、香油即可。

 土豆富含铁、钾、膳食纤维等，可预防小儿便秘；搭配鸡蛋，补铁效果更佳。

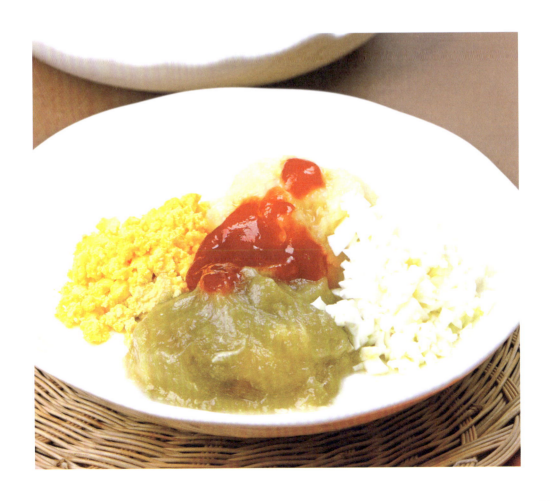

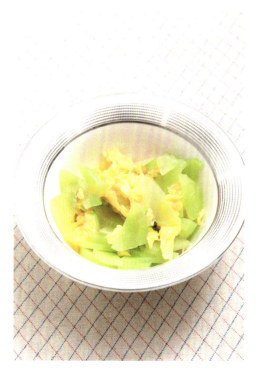
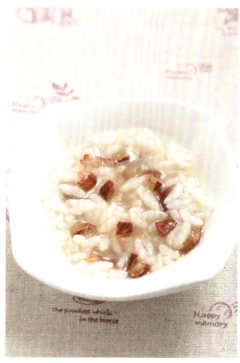

鸡蛋炒莴笋

材料 鸡蛋1个，莴笋50克。
调料 盐1克。

做法

1. 莴笋洗净，去皮，切片；鸡蛋磕入碗中打散。
2. 锅内倒油烧热，倒入鸡蛋液翻炒后，再加莴笋片和清水炒熟，加盐调味即可。

红枣莲子粥

材料 大米50克，红枣2枚，莲子10克。

做法

1. 将红枣洗净，去核，切成碎丁；将莲子洗净，打成碎末；大米淘洗干净，浸泡30分钟。
2. 将红枣丁、莲子末、大米一起下锅，大火煮开后转小火煮成粥即可。

 鸡蛋补铁，搭配含丰富磷与钙的莴笋，对促进骨骼、牙齿发育很有好处。

 红枣含铁，可避免正处在生长发育高峰期的宝宝发生缺铁性贫血，是补铁食物。

黄瓜镶肉

材料 黄瓜 50 克，猪肉馅、老豆腐各 20 克，净虾仁 30 克。

调料 淀粉 10 克，盐 1 克。

做法

1. 黄瓜洗净，去蒂，切成 5~6 段，并把中间挖空；豆腐洗净，碾碎。
2. 猪肉馅、老豆腐、淀粉搅匀后，加盐调味。
3. 将搅好的肉馅分别塞入黄瓜段中，再放入虾仁，蒸熟即可。

 这款黄瓜镶肉可补铁、补钙。

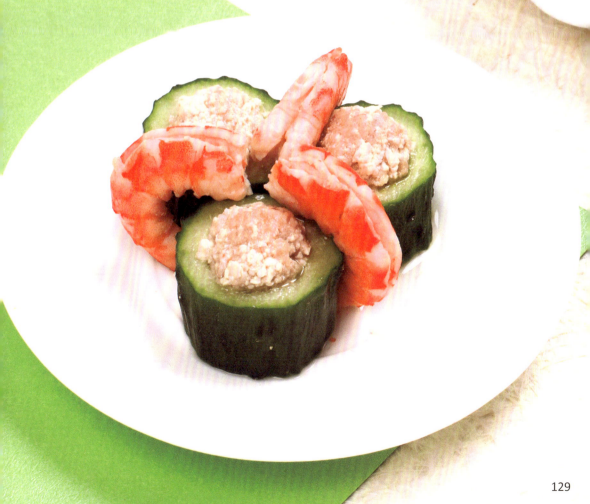

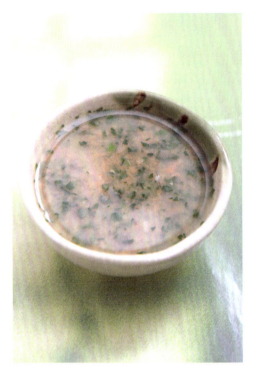
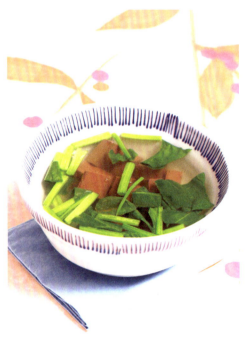

鹅肝蔬菜泥

材料 鹅肝50克,胡萝卜40克,菠菜30克。

调料 高汤适量。

做法

1. 将鹅肝、胡萝卜洗净,蒸熟,压成泥;菠菜洗净,煮熟,切碎。
2. 将鹅肝泥、胡萝卜泥、菠菜碎搅拌均匀,用去油的高汤煮3~5分钟即可。

菠菜猪血汤

材料 菠菜30克,猪血60克。

调料 盐1克,姜片2克,香油少许。

做法

1. 菠菜洗净,用开水焯一下,捞出切段;猪血洗净,切块,焯水。
2. 锅置火上,放油烧热,爆香姜片,下入菠菜略炒,再放入猪血块翻炒,加水大火煮开,再转小火焖煮一会儿,加盐和香油调味即可。

胡萝卜猪肝面

材料 胡萝卜 50 克，猪肝 40 克，颗粒面 1 小把，油菜 30 克。

调料 葱花、姜片、骨头汤、生抽各适量。

做法

1. 猪肝洗净，切末；胡萝卜洗净，切小丁；油菜洗净，在开水中烫至变色，捞出切碎。
2. 锅内烧水，加葱花和姜片，加猪肝煮熟，凉凉后切末。
3. 另起锅，加骨头汤和胡萝卜丁，烧开，加入颗粒面，煮至快熟时，倒入猪肝末和油菜碎，加生抽调味即可。

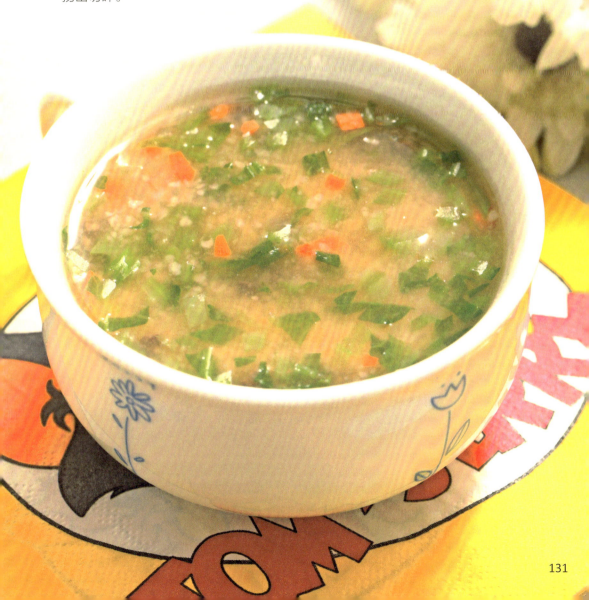

2~4岁宝宝补铁食谱

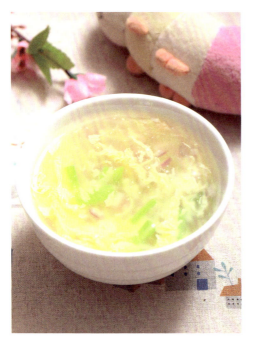

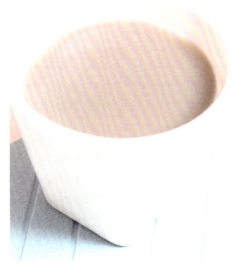

芹菜洋葱蛋花汤

材料 鸡蛋2个,芹菜10克,洋葱40克,玉米淀粉适量。

做法

1. 芹菜洗净,切小段;洋葱洗净,切碎;鸡蛋打散。
2. 锅中加水,放入芹菜段和洋葱碎煮开,将鸡蛋液慢慢倒入汤中,轻轻搅拌。
3. 玉米淀粉加水搅开,倒入锅中烧开,至汤汁变稠即可。

燕麦芝麻豆浆

材料 黄豆40克,熟黑芝麻10克,燕麦20克。

调料 白糖1克。

做法

1. 黄豆洗净,用清水浸泡10~12小时;燕麦淘洗干净,用清水浸泡2小时;熟黑芝麻擀碎。
2. 将黄豆、燕麦和黑芝麻碎倒入全自动豆浆机中,加水至上下水位线之间,按下"豆浆"键,煮至豆浆机提示豆浆做好,过滤后加白糖搅拌至化开即可。

牛肉蔬菜粥

材料 牛肉40克，米饭80克，土豆、胡萝卜、韭菜各15克。

调料 盐1克，高汤适量。

做法

1. 将牛肉、韭菜分别洗净，切末；胡萝卜、土豆分别洗净，去皮，切成小丁。
2. 锅中放高汤煮沸，加入牛肉末、胡萝卜丁和土豆丁炖10分钟，加入米饭拌匀再煮10分钟，煮沸后加韭菜末、盐，稍煮即可。

牛肉补铁，搭配土豆、胡萝卜、韭菜，营养更为丰富，对宝宝视力发育有好处。

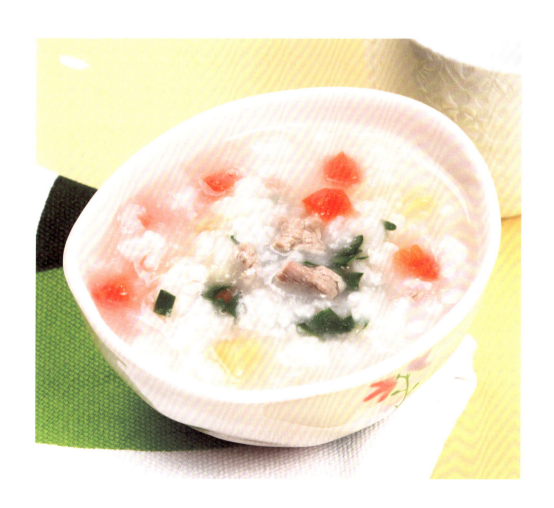

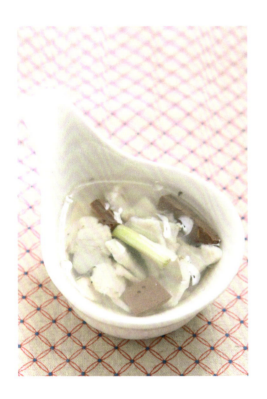
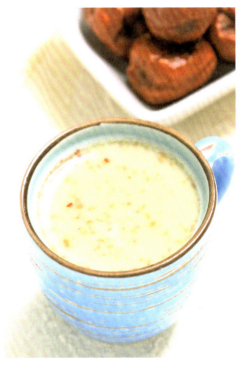

鸭血鲫鱼汤

材料 鸭血 50 克,净鲫鱼肉 100 克。
调料 葱白段 3 克,盐、香油各 1 克。
做法

1. 净鲫鱼肉切小片;鸭血洗净,切片备用。
2. 鲫鱼片和葱白段一同放入锅中,加水,大火煮沸,转小火将鱼煮熟。
3. 在鲫鱼汤中加入鸭血片、盐煮熟,再加入香油即可。

桂圆红枣豆浆

材料 黄豆 60 克,桂圆 15 克,红枣 4 枚。
做法

1. 将黄豆洗净,用清水浸泡 8 ~ 12 小时;桂圆去壳去核;红枣洗净,去核,切碎。
2. 把上述食材一同倒入全自动豆浆机中,加水至上下水位线之间,按下"豆浆"键,煮至豆浆机提示豆浆做好即可。

 鲫鱼富含人体容易吸收的蛋白质,宝宝常喝此汤可以促进骨骼健康发育,有利于宝宝健康成长。

 这款饮品可以帮助宝宝提升智力,预防缺铁性贫血。

黑芝麻豆浆

材料 黑芝麻20克，黄豆40克。
调料 白糖2克。
做法

1. 将黄豆洗净，浸泡8小时；将黑芝麻洗净，炒熟，捣碎。

2. 将黄豆放入全自动豆浆机中，加入适量清水，煮制豆浆熟透后过滤，调入黑芝麻碎和白糖即可。

黑芝麻和黄豆一起食用能够提高身体抵抗力、健脑益智，常食能补脑益智。

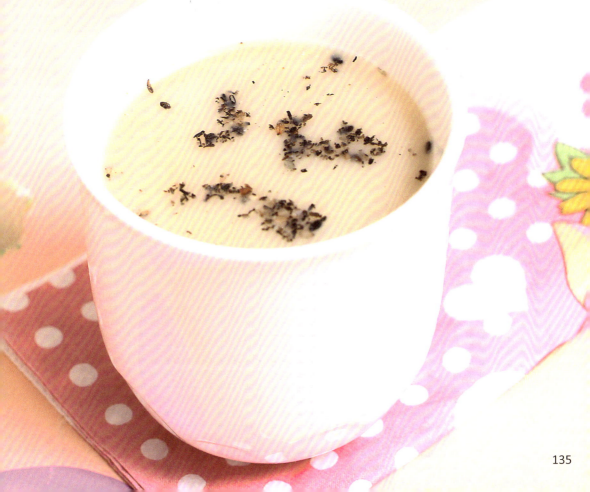

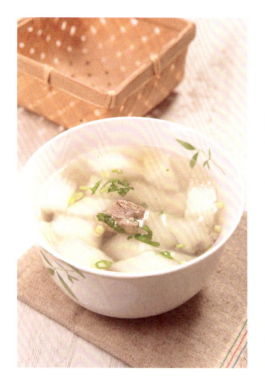
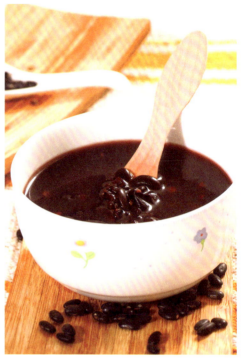

牛肉萝卜汤

材料 牛肉、白萝卜各50克。

调料 香菜末适量,盐1克,蒜末3克。

做法

1. 牛肉洗净,切块,加盐、蒜末腌至入味;白萝卜洗净,去皮,切小块。
2. 锅内倒入开水,先放入白萝卜块,煮沸后放牛肉块,煮熟后撒香菜末即可。

三黑粥

材料 黑米40克,黑豆10克,黑芝麻、核桃仁各15克。

调料 红糖少许。

做法

1. 黑豆洗净,清水浸泡6小时;黑芝麻、核桃仁炒熟,捣碎;黑米淘洗干净,浸泡4小时。
2. 锅置火上,倒入适量清水烧开,下入黑米和黑豆,大火煮开,小火煮至米、豆熟烂。
3. 加红糖煮化,加黑芝麻碎和核桃仁碎搅拌均匀即可。

鲜茄肝扒

材料 猪肝50克，茄子150克，番茄1个，面粉50克。

调料 生抽、盐、白糖、水淀粉各适量。

做法

1. 将猪肝洗净，沥水后切碎，用生抽、盐、白糖腌渍片刻；将茄子洗净切块，蒸软后压成泥。
2. 茄子泥与猪肝碎、面粉拌成糊后捏成厚块，煎至两面金黄。
3. 将番茄洗净，焯烫，去皮切块，略炒，用水淀粉勾芡，淋在肝扒上即可。

功效 这道菜营养丰富，尤其含铁丰富，能促进生长发育。

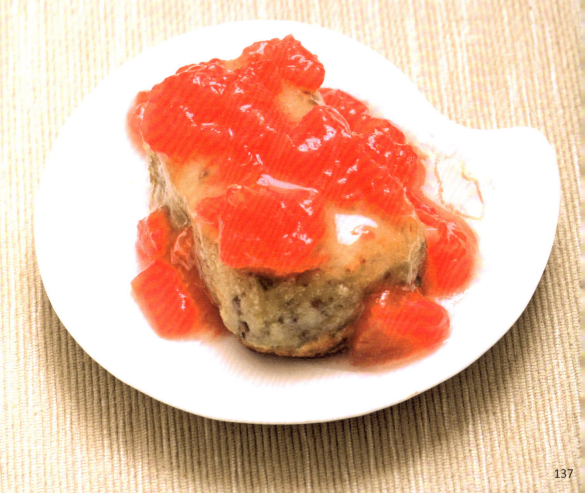

4~6岁宝宝补铁食谱

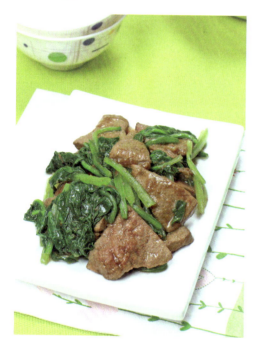

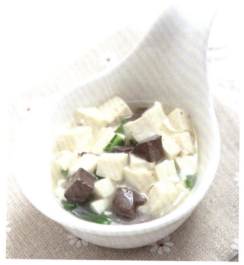

菠菜炒猪肝

材料 猪肝50克,菠菜80克。
调料 葱花、水淀粉各5克,白糖、盐各2克。

做法

1. 猪肝放入水中泡30分钟,捞出,切片,然后放入碗中,加入葱花、水淀粉拌匀,腌渍10分钟。
2. 菠菜择洗干净,放入沸水中焯烫一下,捞出,控水,切段。
3. 锅置火上,放油烧热,放入猪肝片,大火炒至变色,放入菠菜段稍炒,加盐、白糖炒匀即可。

鸡血炖豆腐

材料 鸡血、豆腐各50克,油菜心30克。
调料 盐少许。

做法

1. 将鸡血、豆腐切成小丁;油菜心洗净,切碎。
2. 将鸡血丁、豆腐丁、油菜心碎放入锅中炖熟,调盐即可。

猪肉韭菜水饺

材料 饺子皮40克,猪肉40克,韭菜30克,鸡蛋1个。

调料 葱末5克,香油、盐各2克。

做法

1. 猪肉、韭菜洗净,切末;鸡蛋磕入碗中打散。
2. 猪肉末加盐、适量水搅匀,再放韭菜末、葱末、鸡蛋液、香油搅成馅,用饺子皮包好。
3. 锅置火上,倒入适量水烧沸,放入饺子,烧开后点3次水,煮至熟即可。

功效 猪肉富含铁,与韭菜搭配补血益气的效果更佳,有助于预防缺铁性贫血。此外,韭菜还能润肠通便,对预防小儿便秘有一定作用。

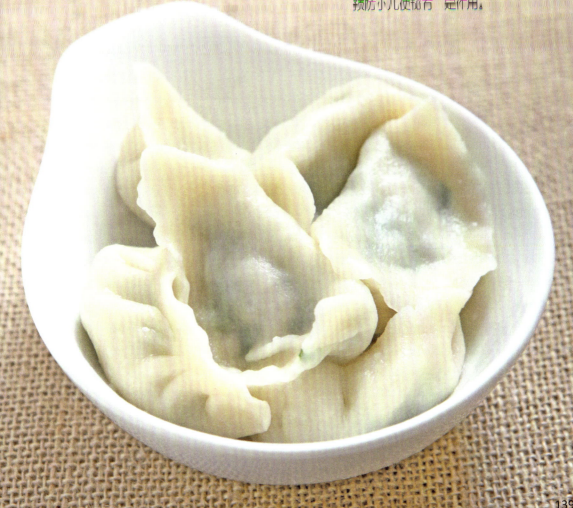

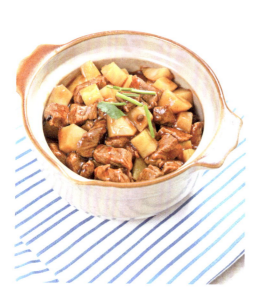
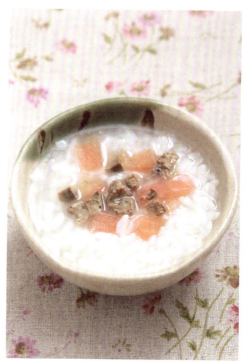

土豆烧牛肉

材料 牛肉50克,土豆80克。

调料 葱末5克,香菜段、白糖、盐各2克。

做法

1. 牛肉洗净,切块,焯烫;土豆洗净,去皮,切块。
2. 油锅烧热,爆香葱末,将牛肉块、白糖倒砂锅中,加清水烧开,煮至肉熟。
3. 加土豆炖至熟软,收汁,加盐调味,撒香菜段即可。

鸭肝粥

材料 鸭肝、番茄各30克,大米50克。

做法

1. 将鸭肝洗净,切成丁;番茄用开水烫后去皮,切成丁。
2. 大米洗净,用大火煮开后小火煮至黏稠状,放入鸭肝丁、番茄丁,稍煮即可出锅。

 补铁,促进视力发育,调节免疫力。

鸭血豆腐汤

材料 豆腐、鸭血各50克,小白菜20克。

调料 香油少许。

做法

1. 将小白菜洗净,沸水焯过,捞出后切小段;将鸭血、豆腐洗净,切块。
2. 砂锅内放适量清水,放入鸭血块、豆腐块,煮沸。
3. 待鸭血、豆腐快熟时,加入小白菜段,出锅前滴入香油即可。

功效 鸭血富含蛋白质、铁等,而且铁的利用率达12%,可作为宝宝补铁的重要食材之一。

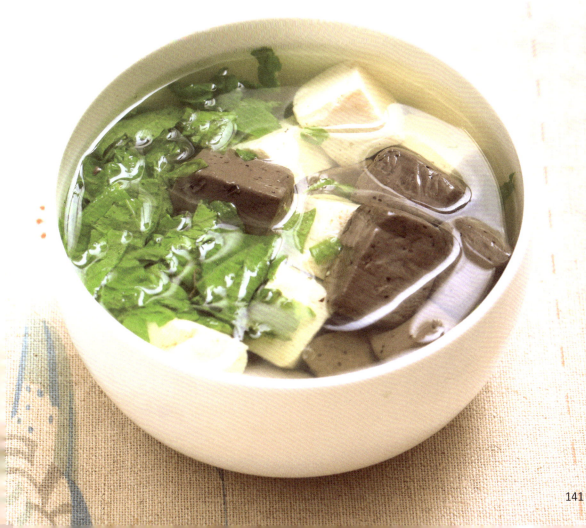

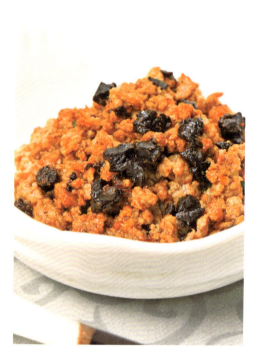
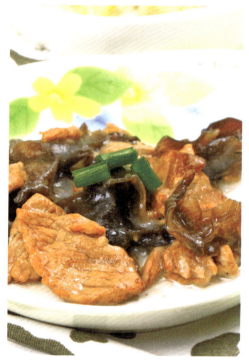

豉香牛肉

材料 牛肉100克，豆豉10克。

调料 鸡汤适量，酱油3克。

做法

1. 将牛肉洗净，切成末；将豆豉用勺子压碎，加入少许水拌匀。
2. 锅置火上，放油烧热，下入牛肉末煸炒片刻，再下入碎豆豉、鸡汤和酱油，搅拌均匀即可。

木耳炒肉片

材料 水发木耳50克，猪瘦肉60克。

调料 葱花、姜片各5克，盐2克，水淀粉10克。

做法

1. 将木耳洗净，撕小朵；将猪瘦肉洗净切片，加少许水淀粉拌匀。
2. 锅内留少许油，放入姜片、葱花、木耳，炒至快熟时，加入肉片，用中火炒匀，调入盐，用水淀粉勾芡即可。

蔬菜蛋包饭

材料 鸡蛋 2 个,面粉 20 克,彩椒 15 克,黄瓜 10 克,熟米饭 50 克,熟芝麻 5 克。

调料 炸肉酱 15 克。

做法

1. 鸡蛋搅散成蛋液;面粉放入蛋液中,加水搅成面糊,放油锅烙至饼两面微微发黄,出锅;彩椒、黄瓜分别洗净,切条。
2. 熟米饭加熟芝麻拌匀;取一张饼,抹少许炸肉酱,放入米饭,用手压平。
3. 米饭上放黄瓜条、彩椒条,将蛋饼的下端向上翻折,再把两边向中间翻折,整个包起。

功效 这款蔬菜蛋包饭食材丰富、营养全面,可补铁、补钙、补锌,还能增强食欲。

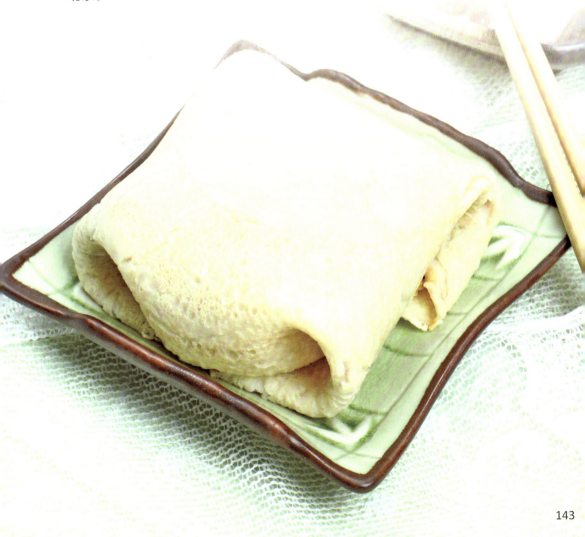

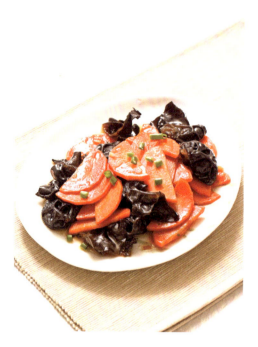

胡萝卜烩木耳

材料 胡萝卜150克,水发木耳50克。

调料 姜末、葱末各5克,盐2克,料酒、白糖、生抽各适量。

做法

1. 胡萝卜洗净,去皮,切片;木耳洗净,撕小朵。
2. 锅置火上,倒油烧至六成热,放入姜末、葱末爆香,下胡萝卜片和木耳翻炒;加入料酒、生抽、盐、白糖,翻炒至熟即可。

功效 木耳含铁,搭配胡萝卜,不但可补铁,还有利于促进视力发育。

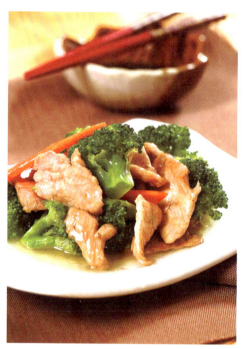

牛肉炒西蓝花

材料 西蓝花100克,牛肉50克,胡萝卜40克。

调料 料酒、酱油各3克,淀粉、葱末、蒜蓉、姜末各5克,盐1克。

做法

1. 牛肉洗净,切薄片,加盐、料酒、酱油、淀粉腌渍15分钟,放锅中滑炒至变色,捞出沥油;西蓝花择洗干净,掰成小朵,洗净,沥干;胡萝卜洗净,去皮,切片。
2. 锅内倒油烧热,下蒜蓉、姜末、葱末炒香,加入胡萝卜片、西蓝花翻炒,放入牛肉片,炒熟即可。

Part 5

给宝宝科学补锌，妈妈应该知道的事儿

宝宝缺锌的信号

缺锌会影响宝宝机体正常代谢,使生长发育受到干扰,并带来一系列的身体不适。那么缺锌究竟会有哪些表现呢?

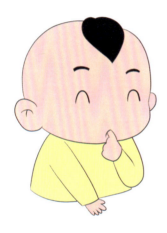

异食癖,也就是喜欢乱吃奇奇怪怪的东西,如泥土、煤渣、纸屑、指甲、衣物等。

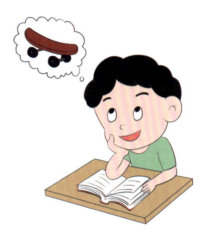

多动,注意力不集中,自我控制力差。

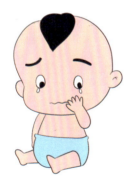

视觉黑暗适应能力差。

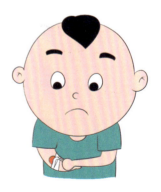

伤口不易愈合,易患皮肤病,头发枯黄易断。

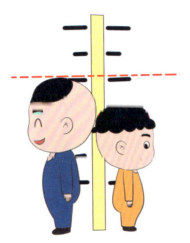

生长发育迟缓,身高增长值明显低于同龄宝宝,同时伴有缺铁性贫血。

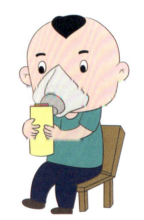

抵抗力差,易患上呼吸道感染、慢性腹泻等。

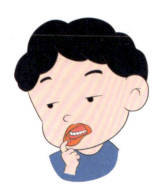

口腔溃疡反复发作。

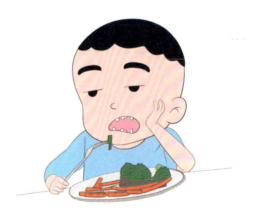

食欲不振。

是什么偷走了宝宝体内的锌

- **饮食结构不合理,锌丢失严重**

  锌主要存在于动物性食物中,而有些家庭主要以植物性食物为主,且植物性食物中所含草酸、植酸、膳食纤维等会严重干扰锌的吸收。

- **需求量增加**

  宝宝生长发育迅速,尤其是婴儿对锌的需求量相对较多,易出现锌缺乏。比如早产儿可能因体内锌贮存量不足,加之生长发育较快而容易导致锌缺乏;宝宝感染、发热,营养不良恢复期锌的需求量也会增加,如果没有及时补锌,可能导致锌缺乏。

- **素食**

  有些宝宝从小就拒绝吃肉、蛋、奶及其制品,而海产品等动物性食物恰恰是含锌量较高的食材。

- **消化道疾病影响吸收**

  慢性肠炎等消化道疾病影响锌吸收。

这样补锌，宝宝从小不缺锌

确定锌的摄入量

年龄	每日锌摄入量
0～6个月	2.0毫克
6个月～1岁	3.5毫克
1～4岁	4.0毫克
4～6岁	5.5毫克

注：以上数据参考《中国居民膳食指南（2016）》。

缺多少补多少

不同乳类含锌的区别

乳类	含锌量	吸收率
母乳	0.41±0.12毫克/100毫升（上海市区）	相对较高（母乳中存在一种小分子量的配位体与锌结合，可促使锌的吸收）
配方奶	4.4~6毫克/100毫升	不如母乳高
牛奶	0.4毫克/100毫升	相对较低

注：以上数据参考《新生儿营养学》《中国食物成分表》。

通过这些数据，大致可以算出宝宝的锌摄入量为多少。在估计了从以上食物来源所摄入锌量的基础上，再决定宝宝是否需要补锌。

比如0～6月龄宝宝，一天需要2.0毫克的锌，宝宝的锌来源是纯母乳，妈妈每天足量哺乳就可以满足宝宝一天的锌需求量。

1~4 岁的宝宝，每天需要 4.0 毫克的锌，每天的锌来源主要包括

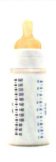
配方奶
500 毫升
以普通配方奶为例，
约含 3.0 毫克锌

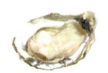
牡蛎
30 克
约含 2.8 毫克锌

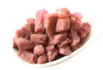
牛肉
30 克
约含 2.14 毫克锌

鸡蛋 1 个
60 克
约含 0.66 毫克锌

通过计算，宝宝一天摄入的总锌量为 8.6 毫克

哺乳期的妈妈、添加辅食后的宝宝都应尽量避免长期吃精制食品。饮食注意粗细搭配，多吃含锌丰富的食物，如牡蛎、扇贝、海鲜等。食欲不佳、免疫力低的宝宝，尤其要多吃富含锌的食物。

此外，除了以上重点补锌食物，宝宝还会摄入一定量的谷类、绿叶蔬菜、水果等，这些食物也含锌。如果不是医生特别提示，宝宝一般不必额外补充锌剂。

● 专家连线 ●

锌超标对宝宝的危害

锌跟宝宝免疫系统、身高的发育有影响，锌超标会造成铜离子的吸收困难，会导致低糖血症。不过，锌中毒的宝宝在临床上很少见。1~4 岁的宝宝每天从食物和补锌剂中能够摄入 4 毫克锌就可以了。4~6 岁的宝宝每天需摄入 5.5 毫克。

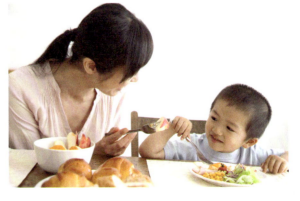

不同阶段的补锌重点

把握初乳,珍贵的补锌食物

初乳含锌量高,新手妈妈一定要珍惜这些珍贵的"天然补锌佳品"。产后30分钟及早开奶,让宝宝尽早吸吮。即使没有奶水也尽量让宝宝吸吮乳头,以促进泌乳。很多妈妈经过宝宝吸吮就会下奶,有些妈妈会出现肿胀、发热等,这时就要通乳了。

坚持母乳喂养至少6个月

提倡母乳喂养,至少也要母乳喂养6个月,然后逐渐改用代乳品喂养,如果有条件尽量坚持母乳喂养到2岁或更长。母乳中锌的吸收率高,可达59.2%。因此,妈妈在均衡饮食的前提下,多补充高锌食物就能保证宝宝的锌需求。

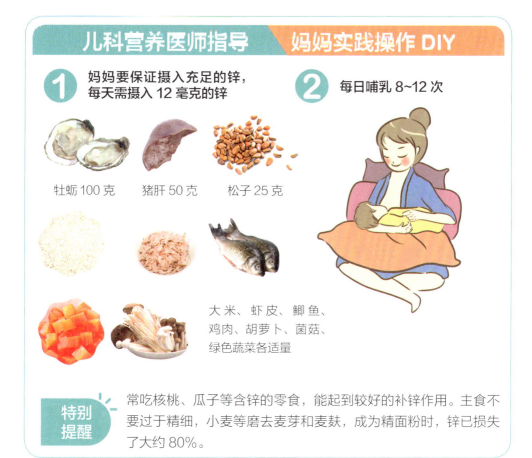

特别提醒:常吃核桃、瓜子等含锌的零食,能起到较好的补锌作用。主食不要过于精细,小麦等磨去麦芽和麦麸,成为精面粉时,锌已损失了大约80%。

7~12个月辅食侧重补铁补锌

7~12个月的宝宝每天锌需求量虽然不多,但由于此时母乳中锌含量在逐渐减少,所以及时添加富含锌辅食非常重要。因此,在辅食添加初期,选择强化铁的米粉以及肉类,又要注意补锌。

儿科营养医师指导	妈妈实践操作 DIY
7~9月龄每日需补充 母乳量≥600毫升	**10~12月龄每日需补充** 每周2~3次海鲜,及1~2次动物肝脏,每天辅食喂养2~3次,辅食可以包含如下类别,可自行替换同类食物(比如牡蛎替换为扇贝,猪肝替换为猪肾等)

 配方奶喂养的宝宝,因配方奶的锌吸收率相对较低,可适量吃些坚果。

牡蛎 30 克

南瓜 50 克

猪肝 30 克

鲫鱼 50 克

1~2岁增加海产品摄入量

1~2岁可适当增加牡蛎、扇贝、蛤蜊等的摄入,以每日40~75克为宜。注意将海鲜切碎煮烂,易于咀嚼、吞咽和消化,特别注意要完全去皮除骨。

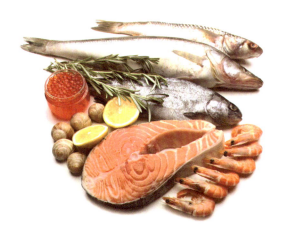

3~6 岁逐渐增加粗粮的摄入

这一年龄段的宝宝,在增加海鲜等水产品摄入量的基础上,逐渐增加主食中粗粮的比例,如燕麦、小米、豆类等,它们也是锌的良好来源。未加工过或半加工的粗粮,保留了大部分或全部锌,除了使宝宝每天的锌摄入量大大增加之外,还有助于实现食物多样化。

儿科营养医师指导	妈妈实践操作 DIY
早餐	牛奶馒头 1 个 + 燕麦粥 1 碗 + 四喜黄豆 1 盘
加餐	苹果 50~100 克 + 松子适量
午餐	五彩饭团 50 克 + 蔬菜卷 120 克 + 牡蛎豆腐汤 1 碗
加餐	鲜果沙拉 1 盘
晚餐	鸡肝小米粥 1 碗 + 肉镶口蘑 1 盘 + 胡萝卜豆浆 1 杯
睡前约 1 小时	牛奶 250 克

特别提醒:少给宝宝吃反复加工、过于精制的食品。大多数宝宝锌缺乏的主要原因是食用精制食品过多,某些地区的宝宝海产品食用量过少。

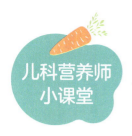
儿科营养师小课堂

几个补锌误区，新手宝妈别中招

案例 1

不管缺不缺锌，补了总比不补好，是这样吗？

儿科营养师答：很多家长觉得锌对宝宝的健康有益，不管缺不缺都使劲地给宝宝吃各种含锌制剂。殊不知，补锌过量也会带来许多不良后果。事实上，对于一个饮食平衡，尤其是蛋白质摄入合理的宝宝而言，一般是不会缺锌的。但是，与成人相比，宝宝比较容易缺锌，生长发育快是一个原因，主要还是因为部分宝宝往往有挑食、偏食的毛病。

案例 2

宝宝一出生就要补锌吗？

儿科营养师答：有些家长在宝宝出生时就为他补锌，这种做法是错误的。一般宝宝在哺乳期间不需服用补锌的产品，如果在医院检查血液发现确实缺锌，妈妈可以服用锌制剂，通过母乳给宝宝补锌。

此外，补锌也不需要长期服用补锌的产品，最好一年补充一个周期。总之，家长最好首先带宝宝到医院做一个检查，不缺不补，缺多少补多少，千万不要过量。

案例 3

补充含多种元素的锌制剂更好吗？

儿科营养师答：许多家长喜欢给宝宝补钙锌合剂或者钙铁锌合剂，以为可以一次同时补充了几种营养元素。实际上，国际医学界对钙、铁、锌在人体吸收过程的研究发现，在服用含钙、铁、锌的复合剂时，铁、锌降低了钙的吸收，而铁和锌几乎不被吸收。

所以家长们在选择补锌产品时，最好找那种针对性强的补锌产品，千万不要为了方便就多种矿物质一起补，否则补再多也是白费力气。

Part 6

食物补锌，宝宝食欲好、眼睛亮、脑瓜灵

补锌明星食材

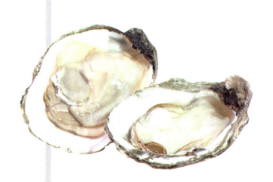

牡蛎 补锌指数 ★★★★★
补锌首选

食用时间 …………… 6 个月以后
推荐用量 …………… 每日 40~75 克
保存方式 …………………… 冷冻

补锌原理：牡蛎含锌丰富，同时钙、维生素 A、硒含量也很高，宝宝补锌吃牡蛎还有助于视力发育。

最佳拍档

早餐

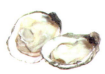 牡蛎 40 克

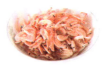 虾皮 10 克 含钙

补锌、补钙

晚餐

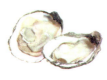 牡蛎 30 克

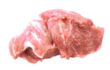 猪肉 30 克 含铁

补锌，补铁

营养提醒：如果牡蛎不新鲜，容易引起食物中毒。牡蛎不宜长期食用，以免引起消化不良。

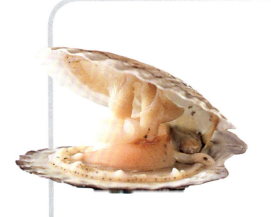

扇贝 补锌指数 ★★★★★
增进食欲

食用时间 ………… 6 个月以后
推荐用量 ………… 每日 40~75 克
保存方式 ………………… 冷冻

补锌原理 扇贝富含锌、钾、铁等矿物质，宝宝常食扇贝有助于增进食欲，调节免疫力，还可促进视力发育。

最佳拍档

早餐　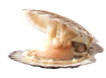 扇贝 40 克　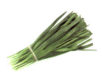 韭菜 20 克 含膳食纤维

补锌，促进肠道蠕动

晚餐　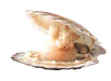 扇贝 20 克　 冬瓜 30 克 清热解暑

增进食欲、清热解暑

营养提醒 将扇贝解冻时建议把它们放入煮沸的牛奶（已从炉子上拿开）中，或者先放入冰箱冷藏室内解冻。

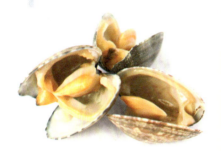

蛤蜊

补锌指数 ★★★★★

促进生殖器官正常发育

食用时间	1岁以后
推荐用量	每日30~100克
保存方式	冷冻

补锌原理

蛤蜊富含锌、钙、磷等矿物质，宝宝常食可促进生殖器官、骨骼正常发育。同时，蛤蜊含有的牛磺酸可帮助胆固醇代谢，预防宝宝肥胖。

最佳拍档

早餐

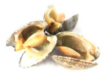 蛤蜊 60克

 豆腐20克 含钙

补锌，补钙

晚餐

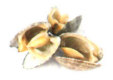 蛤蜊 20克

 绿豆芽30克 清热解暑

补锌，清热解暑

营养提醒

蛤蜊最好提前一天用水浸泡，让它吐干净泥沙。受凉感冒、体质阳虚、脾胃虚寒、腹泻便溏、寒性胃痛腹痛的宝宝不宜食用蛤蜊。

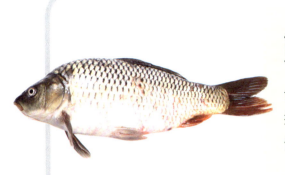

鲤鱼 补锌指数 ★★★★★
健脑、明目

食用时间 …………… 6个月以后
推荐用量 …………… 每日 40~75 克
保存方式 …………………… 冷冻

补锌原理 鲤鱼含锌较丰富，同时含有维生素 A，宝宝常食有很好的明目效果。

最佳拍档

早餐

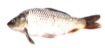 鲤鱼 30 克

 红枣 4 枚 补铁

补锌明目，预防缺铁性贫血

晚餐

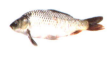 鲤鱼 30 克

 香菇 20 克 含膳食纤维

补锌，促进肠道蠕动

营养提醒 避免给宝宝吃大型掠食性鱼类，包括鲨鱼、旗鱼、金鲭鱼、方头鱼等，因为它们可能汞超标。

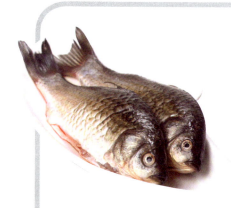

鲫鱼 补锌指数 ★★★★★
维持味觉和食欲

食用时间	6个月以后
推荐用量	每日 40~75 克
保存方式	冷冻

补锌原理 鲫鱼肉质细腻，含锌、钙、磷、铁等矿物质、多种维生素以及不饱和脂肪酸，有助于维持味觉和食欲。

最佳拍档

早餐 鲫鱼 40 克 花生 15 克 健脑益智

营养互补，促进智力发育

晚餐 鲫鱼 30 克 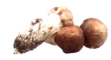 蘑菇 30 克 含膳食纤维

补锌，防止大便干燥

营养提醒 冬令时节食之最佳。煮汤时一定要加开水，只有这样才能煮出奶白色的鱼汤来。

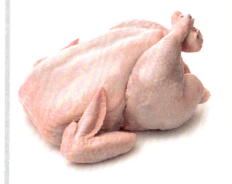

鸡肉 补锌指数 ★★★★
促进大脑发育

食用时间 —————— 6个月以后
推荐用量 —————— 每日40~75克
保存方式 —————— 冷冻

补锌原理 鸡肉中的锌、磷等矿物质含量丰富，常食可促进体格生长、大脑发育，还能增强对疾病的抵抗能力。

最佳拍档

早餐
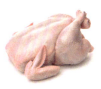 鸡肉 40克
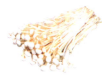 金针菇30克 含膳食纤维

补锌，促进肠道蠕动

晚餐
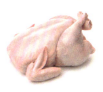 鸡肉 35克
 柠檬适量 抗菌消炎

补锌，调节免疫力

营养提醒 带皮的鸡肉含脂肪较多，所以比较肥的鸡应该去掉鸡皮再烹制。

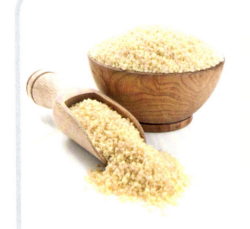

小米 补锌

补锌指数 ★★★

食用时间	6 个月以后
推荐用量	每日 50 克
保存方式	放在阴凉、干燥、通风较好的地方

补锌原理 小米含锌、钙、磷等矿物质和 B 族维生素，有健脾养胃、补虚强体的作用。

最佳拍档

早餐 小米 30 克　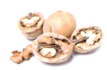 核桃适量 增强记忆力

补锌，益智

晚餐 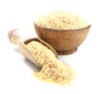 小米 20 克　 苹果 30 克 含维生素

补充锌、维生素

营养提醒 平时喝小米粥可以搭配猪肝泥、鸡蛋黄、海产品等，补锌效果更佳。

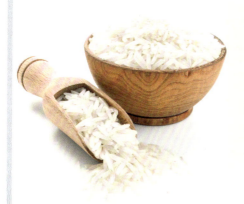

大米 补锌指数 ★★★
增强抵抗力

食用时间 …………… 6 个月以后
推荐用量 …………… 每日 50~100 克
保存方式 …………… 放在阴凉、干燥、通风较好的地方

补锌原理 大米中锌、钾、镁等矿物质含量较高，经常喝大米粥有健胃、生津的作用，还有助于补锌。

最佳拍档

午餐 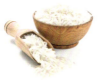 大米 50 克　 花生适量 益智

补锌、健脑益智

晚餐 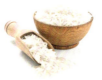 大米 50 克　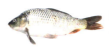 鲤鱼 50 克 含维生素 A

补锌，明目

营养提醒 煮大米粥时不要放碱，否则会导致大米中的维生素丢失。

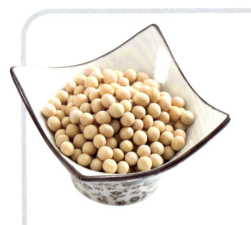

黄豆 补锌指数 ★★★
促进皮肤伤口愈合

食用时间 …………………… 1岁以后
推荐用量 …………………… 每日 30~50 克
保存方式 …………………… 放置在无阳光直射、干燥的地方

补锌原理 黄豆含锌等多种矿物质及多种人体必需氨基酸，可促进皮肤创伤愈合，还能缓解小儿便秘。

最佳拍档

早餐
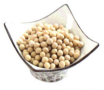 黄豆 30克
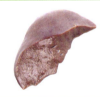 猪肝适量 补铁

补锌、补铁

晚餐
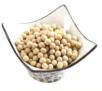 黄豆 20克
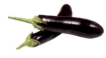 茄子50克 含维生素

补锌，维生素

营养提醒 黄豆不易消化、吸收，故消化不良的宝宝不宜过多食用。

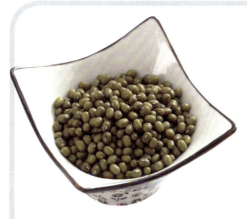

绿豆 补锌指数 ★★★
避免细菌感染

食用时间 ········· 7个月以后
推荐用量 ········· 每日 30~50 克
保存方式 ········· 将绿豆在日光下曝晒 5 小时，然后趁热密封保存

补锌原理 绿豆含锌、钙、铁等多种矿物质，常食可调节免疫力。

最佳拍档

午餐 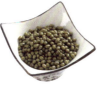 绿豆 30 克　　 海带 30 克 含碘

补锌，补碘

晚餐 绿豆 20 克　　 大米 30 克 含碳水化合物

补锌，促进成长

营养提醒 绿豆性寒，让宝宝空腹喝凉绿豆汤容易发生脾胃损伤，尤其是体质寒凉的宝宝更不能空腹食用绿豆。

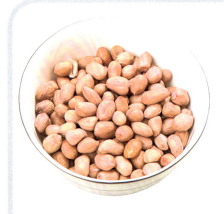

花生
补锌指数 ★★★
促进智力发育

食用时间 …… 1岁以后
推荐用量 …… 每日 30~50 克
保存方式 …… 放在阴凉、干燥、通风处

补锌原理 花生富含锌和不饱和脂肪酸，常食花生有助于促进智力发育。

最佳拍档

早餐

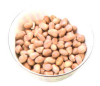
花生 40 克

红枣 3 枚 补铁

补锌、补铁

晚餐

花生 10 克

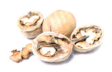
核桃 20 克 健脑益智

补锌，健脑益智

营养提醒 花生有很多吃法，从营养方面考虑，以炖煮的烹饪方式为佳，也可以做成花生豆浆、花生糊给宝宝吃。

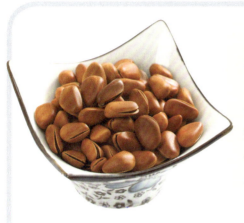

松子 补锌指数 ★★★
益智、明目、通便

食用时间 ———— 1岁以后
推荐用量 ———— 每日 10~30 克
保存方式 ———— 用密闭容器密封

补锌原理 松子富含锌，每天适量食用可维持正常食欲，增强抵抗力，还含不饱和脂肪酸，能促进宝宝大脑、神经系统发育。

最佳拍档

午餐 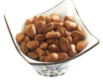 松子 20 克   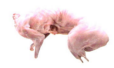 兔肉 50 克 富含蛋白质

补锌，有利于大脑发育

晚餐 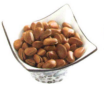 松子 10 克   玉米 20 克 明目、通便

补锌，维持食欲正常，明目通便

营养提醒 松子不要吃得太多，否则会导致宝宝发胖，因为松子脂肪含量较高。

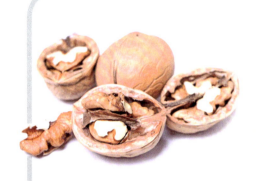

核桃

补锌指数 ★★★
有利于智力发育

食用时间 …………… 6 个月以后
推荐用量 …………… 每日 15~30 克
保存方式 …………… 装入布袋或麻袋内，放在通风、干燥、阴凉处

补锌原理 核桃富含锌、磷等多种矿物质，还含亚油酸、DHA。宝宝常食核桃能补充大脑所需营养，具有很好的健脑益智功效。

最佳拍档

早餐

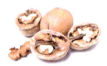 核桃 20 克

 杏仁 30 克 益智

补锌，益智

晚餐

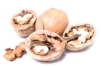 核桃 10 克

 百合 50 克 含生物碱

补锌，安神健脑

营养提醒 容易上火的宝宝不宜多吃核桃，核桃中的油脂含量较高，一旦吃多了容易上火。

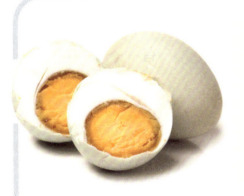

鸭蛋 补锌指数 ★★★
补脑、明目

食用时间 —————— 8个月以后
推荐用量 —————— 每日1个
保存方式 —————— 存放时要大头朝上，小头在下

补锌原理 鸭蛋富含卵磷脂及锌、钙、磷等矿物质，可增强记忆力、增进食欲。

最佳拍档

午餐
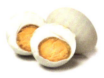 鸭蛋 0.5个
 银耳10克 提高肝脏解毒能力

补锌，补脑，排毒

晚餐
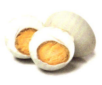 鸭蛋 0.5个
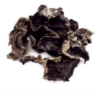 木耳10克 补血、缓解便秘

补锌，增进食欲，清理肠胃

营养提醒 中医认为，咸鸭蛋有清肺火的功效，其营养很容易被吸收，不过要注意跟其他食物搭配来吃。

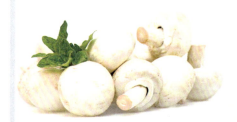

口蘑 补锌指数 ★★★
调节免疫力

食用时间 …………… 6个月以后
推荐用量 …………… 每日50克
保存方式 …………… 新鲜口蘑用保鲜袋装起来，冷藏保存，需要时不时拿出来透透气以防止腐烂

补锌原理 口蘑富含锌、钙、铁、镁等矿物质及膳食纤维，可调节免疫力，促进胃肠道蠕动，还能增进宝宝食欲。

最佳拍档

午餐
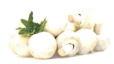 口蘑 30克
 冬瓜30克 预防肥胖

补锌，增食欲，预防肥胖

晚餐
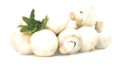 口蘑 20克
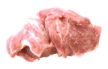 猪肉30克 补铁和蛋白质

补锌，补铁，促进生长发育

营养提醒 最好吃鲜口蘑，市场上有泡在液体中的袋装口蘑，食用前一定要多漂洗几遍，以去掉上面的化学物质。

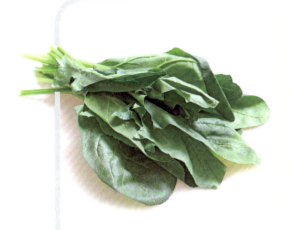

菠菜 补锌指数 ★★★
维持视力正常

食用时间 ········ 6个月以后
推荐用量 ········ 每日50~100克
保存方式 ········ 将叶子略微沾一点水，用纸包起来，装进保鲜袋冷藏

补锌原理 菠菜富含锌、钙、铁、胡萝卜素，能维护正常视力，还能促进新陈代谢。

最佳拍档

早餐
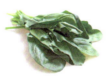 菠菜 50克
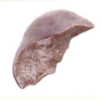 猪肝15克 含铁、锌

补锌，预防缺铁性贫血

晚餐
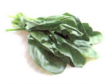 菠菜 20克
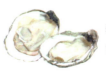 牡蛎50克 含锌

双重补锌

营养提醒 菠菜含有草酸，影响人体对钙的吸收。在吃菠菜前，可先用水煮一下，这样既可保全菠菜的营养成分，又除掉了大部分草酸。

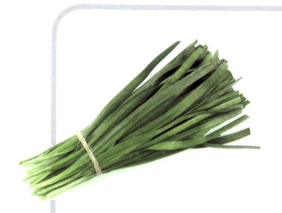

韭菜 补锌指数 ★★★
改善食欲不振

食用时间 …………… 6 个月以后
推荐用量 …………… 每日 50~80 克
保存方式 …………… 洗净切段，沥干水分，装入塑料袋冷藏

补锌原理 韭菜是锌、铁、钾、膳食纤维的来源，可增强消化功能，增进食欲，常食还可预防便秘。

最佳拍档

午餐 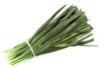 韭菜 50 克　 虾仁 30 克 含维生素 A、蛋白质

补锌，增食欲，明目

晚餐 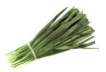 韭菜 20 克　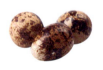 鹌鹑蛋 50 克 含卵磷脂

补锌，促进脑神经发育

营养提醒 宝宝肠胃功能发育还不够健全，饮食不宜重口味，吃韭菜的时候应尽量避免高油高温烹饪。

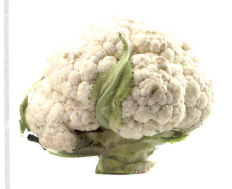

菜花 补锌指数 ★★★
保持正常味觉

食用时间 …………… 6 个月以后
推荐用量 …………… 每日 30~80 克
保存方式 …………… 冷藏，最好不要存放 3 天以上

补锌原理 菜花含锌等矿物质。

最佳拍档

午餐 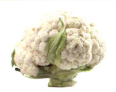 菜花 50 克   玉米 30 克 含叶黄素

补锌，增强记忆力，明目

晚餐 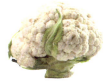 菜花 30 克 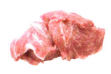 猪肉 15 克 含蛋白质

补锌，促进生长发育

营养提醒 吃之前建议将菜花放在盐水里浸泡 15~20 分钟，菜虫就跑出来了，还有助于去除残留农药，然后反复用流动的水冲洗。

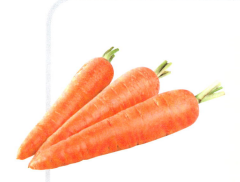

胡萝卜

补锌指数 ★★★
有助于改善夜盲症

食用时间 ———————— 6个月以后
推荐用量 ———————— 每日50~80克
保存方式 ———————— 放阴凉处保存

补锌原理 胡萝卜含的胡萝卜素，进入体内后转变为维生素A，含的锌参与维生素A和视黄醇结合，促进蛋白的合成，常食可保护视力。

最佳拍档

午餐 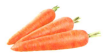 胡萝卜 40克　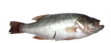 鲈鱼50克 含铜、锌

补锌，明目，维持神经系统正常功能

晚餐 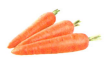 胡萝卜 30克　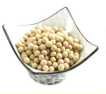 黄豆15克 含皂苷和蛋白质

补锌，预防肥胖

 营养提醒 烹制时最好不要放醋，否则会使胡萝卜素遭到破坏。

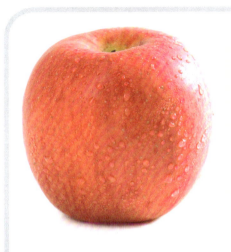

苹果 补锌指数 ★★★
开胃促食

食用时间 —————— 6 个月以后
推荐用量 —————— 每日 30~100 克
保存方式 —————————— 放在阴凉处
可以保持 7~10 天的新鲜

补锌原理 苹果含锌、磷、钙、维生素等，有"记忆果"之称，常食可增强记忆力，提高智力，促进生长发育。

最佳拍档

午餐

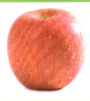 苹果 40 克

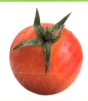 番茄 50 克 含维生素 C

补充锌、维生素 C

晚餐

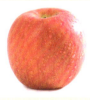 苹果 30 克

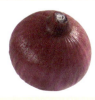 洋葱 15 克 杀菌

补锌，调节免疫力

营养提醒 苹果的吃法很多，如做水果汤或榨汁，苹果炖鱼，制作苹果茶等都不错，利于补锌。

补锌明星食谱

0~6个月哺乳妈妈补锌食谱

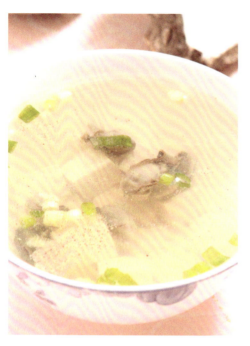

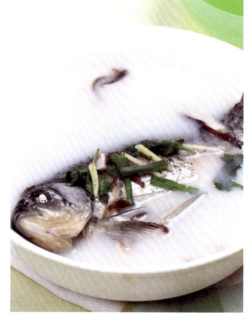

牡蛎豆腐汤

材料 牡蛎肉80克，豆腐150克。

调料 盐2克，葱末5克，香油1克，水淀粉10克，鱼高汤适量。

做法

1. 豆腐洗净，切块；牡蛎肉洗净，沥干。
2. 锅内倒油烧热，爆香葱末，放入鱼高汤大火煮开，下豆腐块煮熟，再放入牡蛎肉煮1分钟，加入盐调味，倒入水淀粉勾芡，淋入香油即可。

清炖鲫鱼

材料 鲫鱼500克，干香菇25克。

调料 盐2克，葱段、姜丝、香菜末各5克。

做法

1. 将鲫鱼去鳞、内脏，洗净；干香菇用水泡发，去蒂，洗净切丝。
2. 锅置火上，倒油烧至六成热，下姜丝略炒，放入鲫鱼略煎，倒入香菇丝和适量清水，大火煮开后转小火炖至汤白，加盐、葱段、香菜末即可。

牛肉小米粥

材料 小米100克,牛肉50克,胡萝卜20克。

调料 姜末5克,盐2克。

做法

1. 小米淘洗干净;牛肉洗净,切末;胡萝卜洗净,去皮,切丁。
2. 锅置火上,加适量清水烧沸,放入小米、胡萝卜丁,大火煮沸后转小火煮至小米开花,加牛肉末煮沸,加姜末、盐稍煮即可。

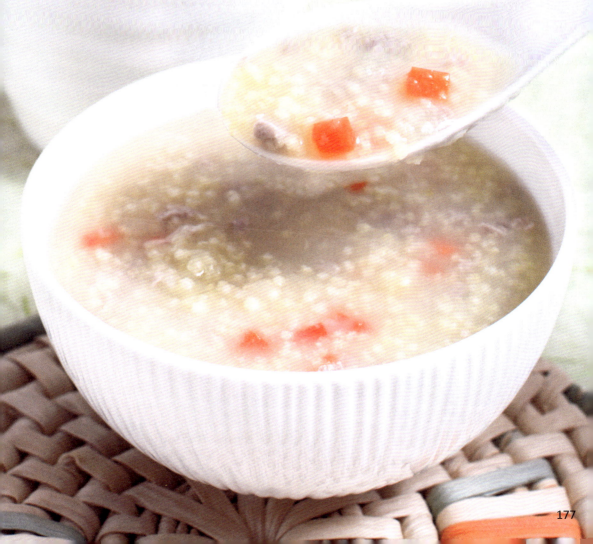

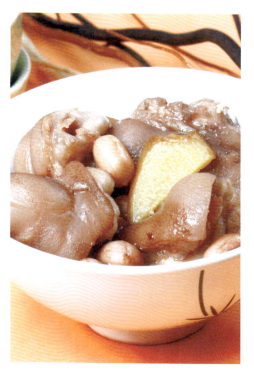

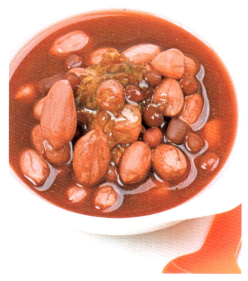

花生炖猪蹄

材料 花生米150克,猪蹄1只。

调料 葱段、姜片各5克,盐、料酒各适量。

做法

1. 将猪蹄刮洗干净,劈成两半;花生米洗净,浸泡备用。
2. 锅内倒入清水,放猪蹄、花生米、葱段、姜片、料酒,用大火烧开,撇去浮沫,转用小火慢炖至猪蹄软烂,加盐调味即可。

 花生含锌,不但能增强记忆,还能滋润皮肤,与猪蹄搭配,可通乳。

花生红豆汤

材料 红豆30克,花生米50克。

调料 糖桂花5克。

做法

1. 红豆与花生米洗净,浸泡2小时。
2. 将泡好的红豆与花生米连同清水一并放入锅中,大火煮沸。
3. 转用小火煮1小时,放入糖桂花搅匀即可。

 红豆富含蛋白质、碳水化合物、膳食纤维,与花生搭配可补锌,润肠通便,对产后瘦身有益。

三丝黄花汤

材料 干黄花菜 50 克,鲜香菇 5 朵,冬笋 30 克,胡萝卜 25 克。

调料 盐 2 克,白糖 5 克。

做法

1. 将干黄花菜放入温水中泡软,拣去老根洗净,沥干水分;鲜香菇、冬笋、胡萝卜均洗净,切丝。
2. 锅内倒油烧热,放入黄花菜和香菇丝、冬笋丝、胡萝卜丝快速煸炒,加入清水,小火煮至入味,加盐、白糖调味即可。

功效 黄花菜有较好的健脑功效,对辅助治疗注意力不集中等有一定功效,与香菇、胡萝卜搭配,效果更佳。

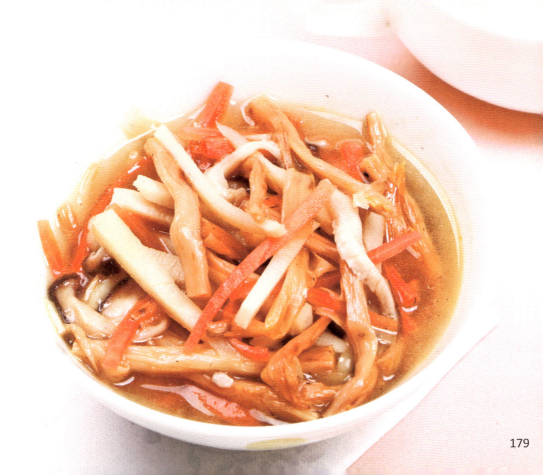

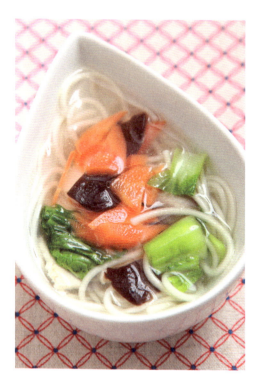
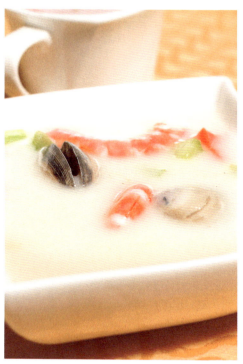

香菇胡萝卜面

材料 拉面150克，鲜香菇、胡萝卜各30克，菜心100克。

调料 盐1克，葱花5克。

做法

1. 菜心洗净，切段；鲜香菇、胡萝卜洗净，切片。
2. 锅内倒油烧热，爆香葱花，加胡萝卜片，翻炒，加足量清水大火烧开，放入拉面煮熟，加入鲜香菇片和菜心段略煮，加盐调味即可。

海鲜巧达浓汤

材料 鲜虾、蛤蜊各6个，墨鱼50克，培根2片，洋葱、莴笋、胡萝卜各30克，鲜奶油20克。

调料 香叶、蒜泥各5克，盐1克。

做法

1. 鲜虾处理干净；蛤蜊入淡盐水中吐净泥沙，洗净；墨鱼洗净，切块；培根切丁；洋葱剥外皮，洗净，切碎；莴笋、胡萝卜洗净，切丁。
2. 锅置火上，放入鲜奶油烧化，炒香洋葱碎、蒜泥、香叶，倒入培根丁、莴笋丁和胡萝卜丁翻炒至培根丁变色，淋入水，煮至汤汁略稠，放入鲜虾、蛤蜊、墨鱼块煮5~6分钟，加盐调味即可。

红菇炖蒸鸡

材料 净土鸡300克,干红菇15克。
调料 姜片8克,盐2克。
做法

1. 净土鸡洗净,斩小块,放入开水中焯去血水后放入砂锅中,加入适量清水和姜片,上锅蒸30分钟,放入炖锅中。

2. 干红菇去蒂,用水泡发,洗净,然后放入炖鸡锅中,继续炖10分钟,加盐调味即可。

 红菇与鸡肉搭配可补锌,还可促进乳汁分泌。

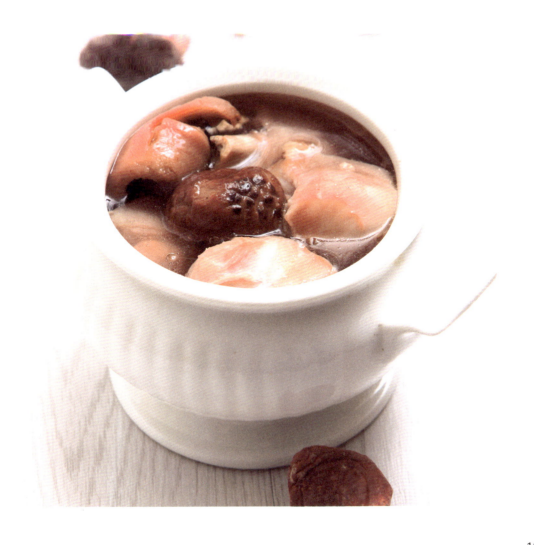

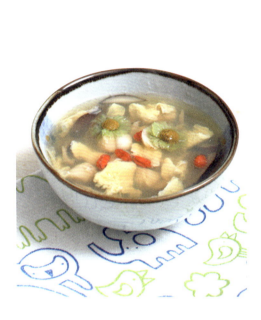
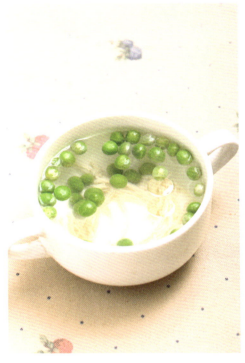

百合干贝蘑菇汤

材料 干贝50克,枸杞子、干香菇各5克,鸡蛋1个,干百合、菊花各少许。

调料 盐2克,酱油5克,高汤适量。

做法

1. 干贝洗净,泡5小时,变软后取出沥干;鸡蛋打散成蛋液;干香菇泡发,洗净,沥干,去蒂,切丝;干百合和枸杞子洗净,浸泡至变软;菊花洗净。
2. 锅内加适量水和高汤,煮沸后加干贝、香菇丝、百合、枸杞子煮熟,将蛋液慢慢倒入锅中,稍煮后放酱油和盐调味,撒上菊花即可。

鸡丝豌豆汤

材料 鸡胸肉200克,豌豆50克。

调料 高汤、盐、香油各适量。

做法

1. 将鸡胸肉洗净,入蒸锅蒸熟,取出撕成丝,放入汤碗中。
2. 将豌豆洗净,入沸水锅中焯熟,捞出沥干水分,放入盛鸡丝的汤碗里。
3. 锅置火上,倒入高汤煮开,加盐调味,浇入已盛鸡丝和豌豆的汤碗中,淋上香油即可。

熘鱼片

材料 净鲤鱼肉300克，水发木耳20克。

调料 料酒、生抽各10克，葱段、蒜片、姜丝各5克，白糖、盐各2克，淀粉、水淀粉各适量，香油少许。

做法

1. 将净鲤鱼肉切片，用淀粉、料酒抓匀；将水发木耳洗净，撕成小朵。
2. 锅置火上，倒入清水烧开，下鱼片焯熟后捞出控干；木耳入开水焯一下，捞出备用。
3. 锅内倒油，烧至五成热，下葱段、蒜片、姜丝爆香，倒入鱼片，加生抽、料酒、盐、白糖调味，倒入木耳翻炒均匀后，用水淀粉勾芡，淋香油调味即可。

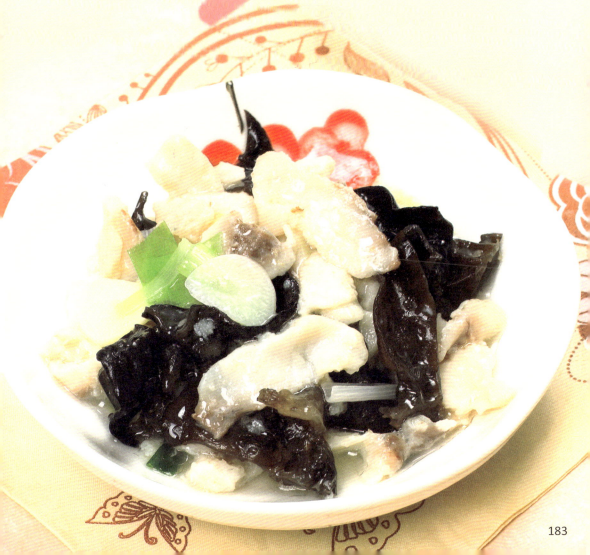

6~9个月宝宝补锌食谱

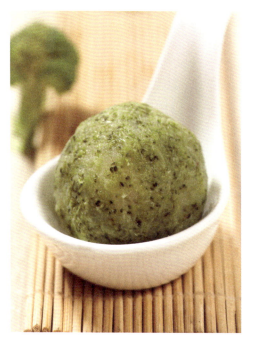

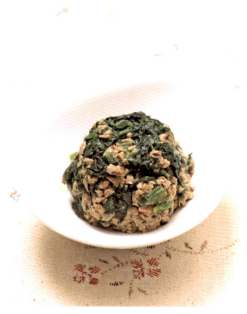

西蓝花鳕鱼泥

材料 净鳕鱼肉30克，西蓝花50克。

做法

1. 将鳕鱼洗净，放入沸水中焯烫，剥去鱼皮，挑净鱼刺；西蓝花洗净，切小朵，用沸水焯一下。
2. 将鳕鱼肉捣成泥；西蓝花朵切成末。
3. 将鳕鱼泥和西蓝花末混合，团成球状即可。

菠菜鸡肝泥

材料 菠菜15克，鸡肝30克。

做法

1. 鸡肝清洗干净，去膜，去筋，剁碎成泥状；菠菜洗净后，放入沸水中焯烫至八成熟，捞出，凉凉，切碎，剁成蓉状。
2. 将鸡肝泥和菠菜蓉混合搅拌均匀，放入蒸锅中大火蒸5分钟即可。

 功效 鸡肝富含维生素A，可以使宝宝的眼睛明亮，维持宝宝正常的明暗视力。

番茄鳜鱼泥

材料 番茄30克，鳜鱼50克。
调料 葱花3克。
做法
1. 番茄洗净，去皮，捣成泥；鳜鱼洗净，去除内脏、骨和刺，剁成鱼泥。
2. 锅置火上，倒适量油烧热，爆香葱花，放入番茄泥煸炒。
3. 加适量清水煮沸，加入鳜鱼泥一起烧炖至熟即可。

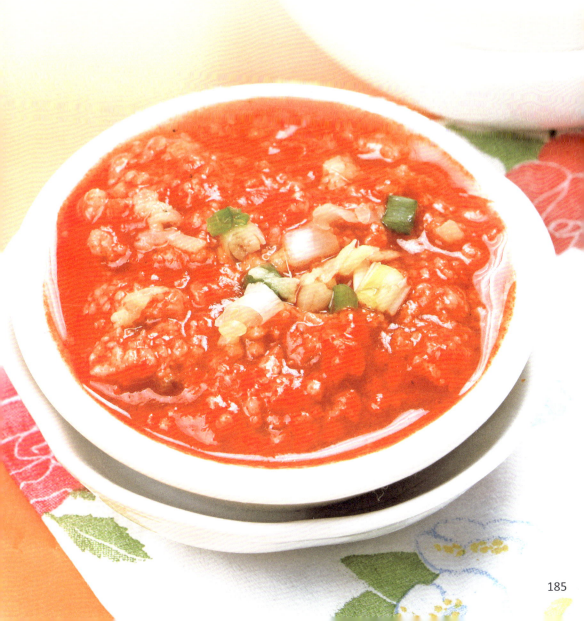

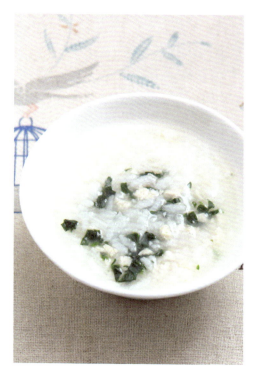
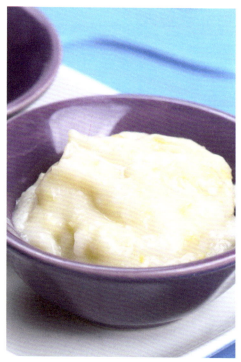

鸡肉青菜粥

材料 大米粥 50 克，鸡肉末 10 克，青菜碎 15 克。

调料 鸡汤 15 毫升。

做法

1. 锅内倒油烧热，将鸡肉末煸炒至半熟。
2. 放入青菜碎，一起炒熟，盛出备用。
3. 将炒好的鸡肉末和青菜碎放入大米粥内，加入鸡汤熬成粥即可。

 鸡肉富含锌、优质蛋白质，与青菜搭配，还可补充多种维生素。

芋头鲫鱼泥

材料 芋头、玉米粒各 50 克，净鲫鱼肉 20 克。

做法

1. 芋头洗净，去皮，切成块状，蒸熟；净鲫鱼肉洗净，蒸熟；玉米粒洗净，煮熟，放入搅拌器中搅拌成玉米浆。
2. 用勺子将熟芋头块、熟鱼肉压成泥状，放入玉米浆中，拌均匀即可。

 芋头含有丰富的矿物质，能调节免疫力，与玉米搭配，可预防营养不良。

核桃燕麦米汁

材料 大米、燕麦片各 50 克,核桃仁 20 克。

做法

1. 大米淘洗干净,用清水浸泡 2 小时,燕麦片洗净;核桃仁洗净。
2. 将所有食材一同倒入全自动豆浆机中,加水至上下水位线之间,按下"豆浆"键,煮至豆浆机提示豆浆做好,过滤即可。

 核桃仁富含锌,与燕麦片搭配,不仅促进宝宝大脑发育,还能调节肠胃功能。

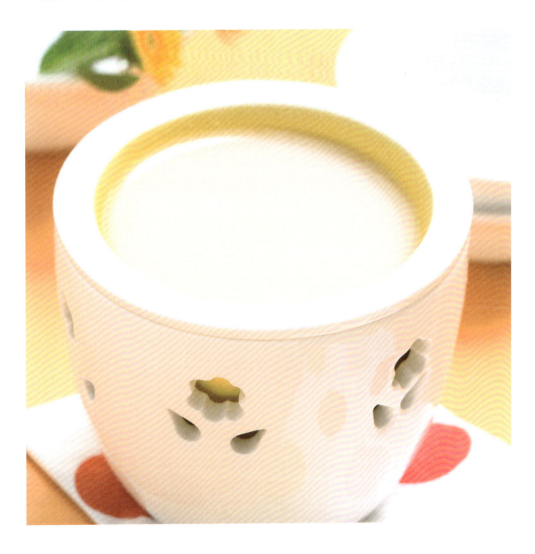

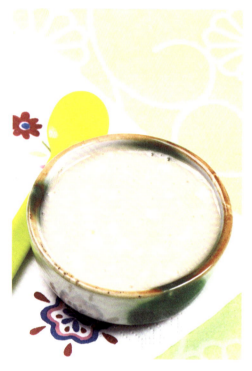
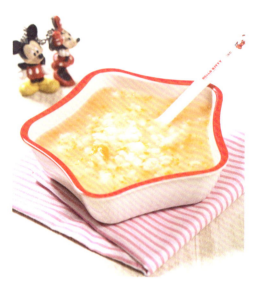

菜花鸡肉糊

材料 大米20克，菜花30克，鸡胸肉10克。

做法

1. 将大米洗净，浸泡20分钟，放入搅拌器中磨碎。
2. 将菜花放入沸水中焯烫一下，去掉茎部，将花冠部分用刀切碎；鸡胸肉剁成泥状，蒸熟。
3. 将磨碎的米和适量水倒入锅中，大火煮开，放入菜花碎，转成小火煮开。
4. 用过滤网过滤，取汤糊，加入鸡肉泥，搅拌均匀即可。

胡萝卜鳕鱼粥

材料 胡萝卜、大米各25克，鳕鱼40克。

做法

1. 大米洗净；胡萝卜去皮，洗净，切块；鳕鱼洗净，切片。
2. 胡萝卜块和鳕鱼片放入锅中蒸熟，分别压成泥；大米放入锅中加适量清水煮熟。
3. 将胡萝卜泥和鳕鱼泥碎放入大米粥中稍煮即可。

豆腐肉末粥

材料 豆腐 30 克，粳米 50 克，猪肉末 10 克。

做法

1. 将猪肉末放入油锅中炒熟备用。
2. 粳米洗净，放入锅中，加适量水煮开。
3. 豆腐切小粒，放入锅中继续煮，米烂粥稠，加入熟的猪肉末搅拌即可。

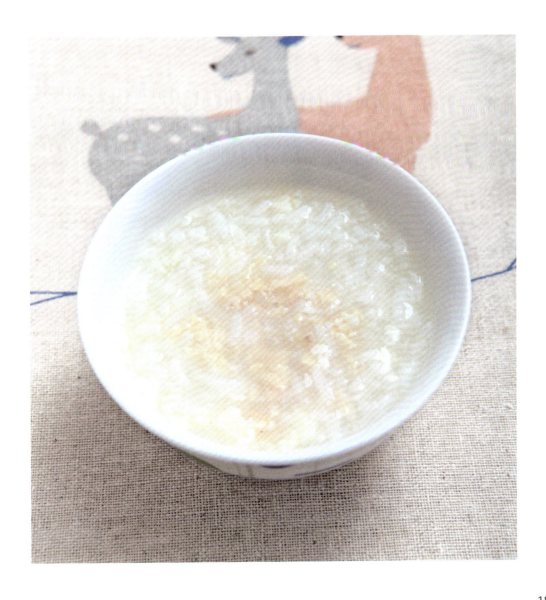

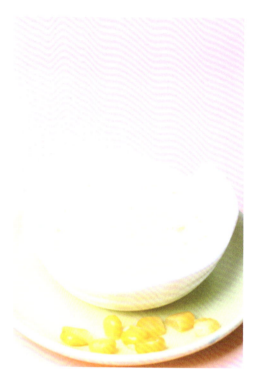
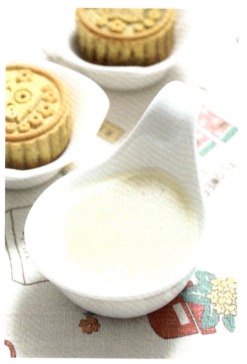

玉米绿豆米糊

材料 大米40克，鲜玉米粒30克，绿豆20克，红枣1枚。

做法

1. 绿豆淘洗干净，浸泡4小时；大米淘洗干净，浸泡30分钟；红枣洗净，去核，切碎；鲜玉米粒洗净。
2. 将上述食材倒入全自动豆浆机中，加水至上下水位线之间，按下"米糊"键，煮至豆浆机提示米糊做好即可。

鱼头汤

材料 鲢鱼头1个，葱段、姜片各适量。

做法

1. 将鲢鱼头收拾干净，然后洗净、剖开，沥干水分。
2. 锅置火上，倒油烧热，放入鱼头两面煎至金黄色，盛出。
3. 将煎好的鱼头放入砂锅中，加200毫升温水、葱段、姜片大火煮开，转小火煮至汤色变白、鱼头松散，熄火，将汤过滤即可。

南瓜鲈鱼糊

材料 大米20克，南瓜30克，净鲈鱼肉10克。

做法

1. 大米洗净，浸泡20分钟，放入搅拌机中打碎。
2. 南瓜去子，带皮洗净；净鲈鱼洗净，二者一同放入蒸锅中蒸熟。
3. 把蒸熟的南瓜放入碗中，捣成泥；鱼肉放入碗中压成泥。
4. 把打碎的大米加适量水倒入锅中，用大火煮开，小火煮熟，放入南瓜泥、鱼泥，转小火煮烂即可。

功效 南瓜与大米搭配，能调节免疫力。

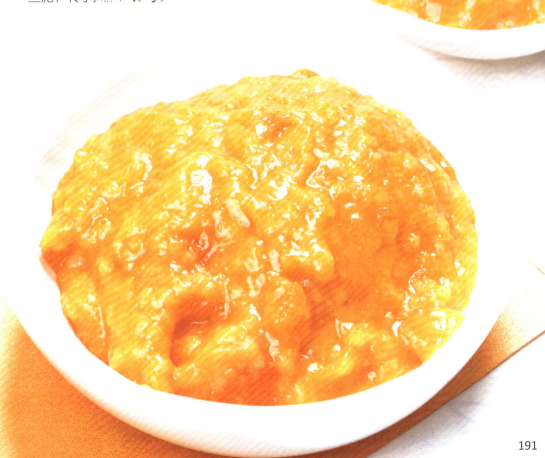

9~12个月宝宝补锌食谱

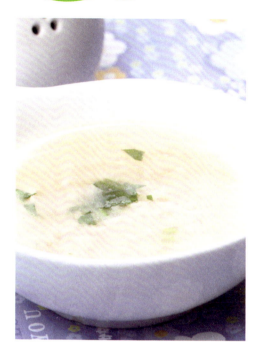

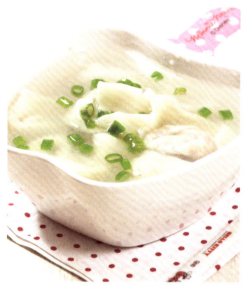

鸡蓉汤

材料 鸡胸肉100克，鸡汤300毫升。

调料 香菜末少许。

做法

1. 将鸡胸肉洗净，剁成鸡肉蓉，放碗中。
2. 将鸡汤倒锅中，大火烧开，将鸡蓉倒入锅中，用勺子搅开后煮开，加入香菜末调味即可。

 鸡肉含锌等矿物质，常食可增强体质，调节免疫力。

鸡汤馄饨

材料 鸡肉50克，青菜70克，馄饨皮10张。

调料 鸡汤、葱花各适量。

做法

1. 青菜择洗干净，切成碎末；鸡肉洗净，剁成末，和青菜碎搅匀做馅，包入馄饨皮中。
2. 锅中加水和鸡汤，烧开，下入小馄饨，煮熟时撒上葱花即可。

功效 鸡肉在促进宝宝智力发育方面有较好的作用，搭配青菜，还有助润肠通便，改善小儿便秘。

栗子蔬菜粥

材料 大米30克,栗子20克,油菜叶、玉米粒各10克。

做法

1. 大米洗净,浸泡30分钟;栗子去壳,捣碎;油菜叶洗净,切碎;玉米粒洗净。
2. 将大米、栗子碎和玉米粒放入锅中,加适量清水,大火煮开,转小火煮熟,放油菜叶碎稍煮即可。

 栗子含多种矿物质,有锌、钾、镁、铁等,与油菜、玉米搭配,健脾益胃。

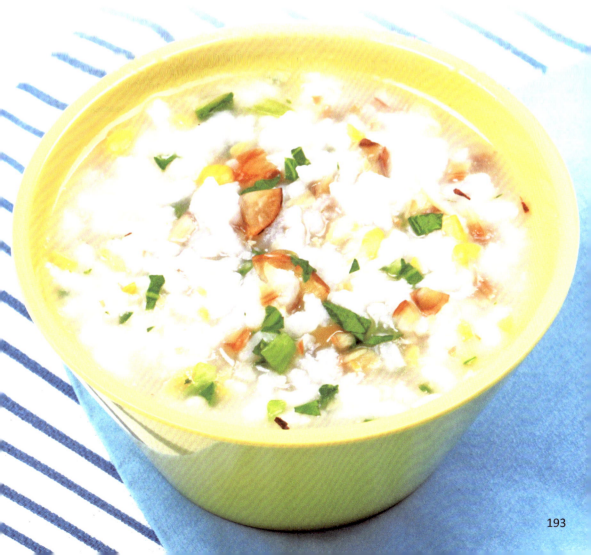

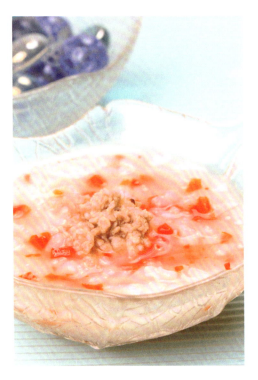
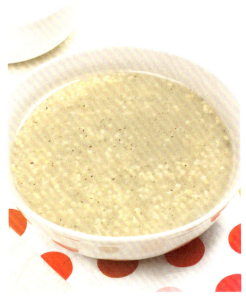

胡萝卜牛肉粥

材料 牛肉15克，胡萝卜30克，大米30克。

做法

1. 牛肉洗净，剁碎；胡萝卜去皮，切丁；大米洗净，浸泡30分钟。
2. 锅置火上，放适量水烧开，加大米煮开，转小火熬粥。
3. 待粥将熟时，放入牛肉碎、胡萝卜丁，煮至熟即可。

胡萝卜可促进宝宝视力发育，与牛肉搭配，还有助于预防缺铁性贫血。

黑芝麻小米粥

材料 小米50克，黑芝麻10克。

做法

1. 黑芝麻洗净，晾干，研成粉末；小米洗净。
2. 锅置火上，加适量清水，放入小米大火烧沸，转小火熬煮。
3. 小米熟烂后，慢慢加入芝麻粉末，搅拌均匀即可。

蔬菜排骨汤面

材料 番茄1个,菠菜20克,豆腐50克,面条15根。

调料 排骨汤少许。

做法

1. 将番茄洗净,去皮后切碎;将菠菜洗净,焯水,取菠菜叶切碎;将豆腐洗净,压碎。
2. 将排骨汤放入锅中煮沸,倒入番茄碎和豆腐碎,待汤略沸时加入面条,煮至面条熟,放入菠菜碎略煮即可。

 这款汤面矿物质丰富,易消化,很适合宝宝晚餐食用。

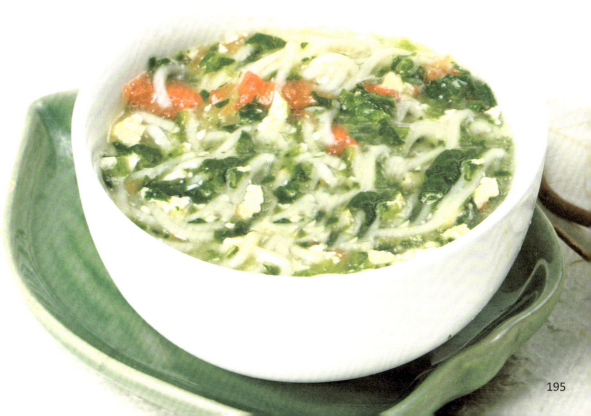

鱼肉青菜粥

材料 大米 50 克，鱼肉泥 50 克，时令青菜 30 克。

做法

1. 大米洗净，放入锅中，倒入清水用大火煮开，转小火熬煮至粥稠待用。
2. 青菜洗净，用开水烫一下，切成小段，与鱼肉泥一起放入粥内，用小火煮熟即可。

鱼肉、大米都富含锌，有助于调节宝宝免疫力，强筋健骨，搭配富含膳食纤维的青菜，能润肠通便，改善便秘。

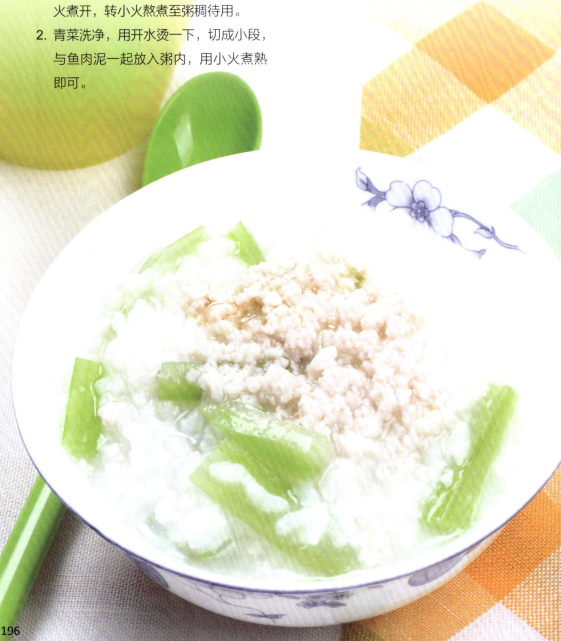

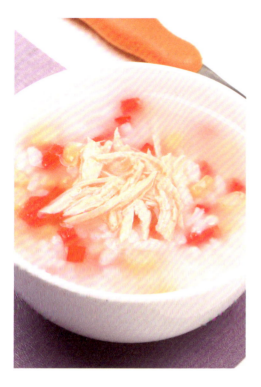
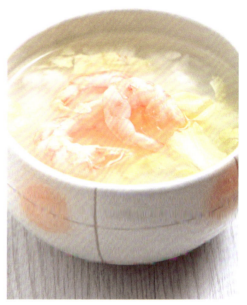

鸡丝粥

材料 熟鸡胸肉 30 克，大米粥 35 克，玉米粒 40 克，红柿子椒 20 克。

做法

1. 将熟鸡胸肉撕成小细丝状；玉米粒洗净，煮熟；红柿子椒洗净，去蒂去子，切小粒。
2. 将玉米粒、红柿子椒粒、鸡丝加入大米粥中稍煮即可。

 鸡肉中富含烟酸和 B 族维生素，有益于消化。

生菜虾仁粥

材料 大米 100 克，生菜、虾仁各 50 克，鸡汤 250 克。

做法

1. 生菜洗净，切片；虾仁洗净，焯水。
2. 锅置火上，倒入鸡汤和适量清水煮开，加入大米，用大火煮沸，转小火熬煮至黏稠，放虾仁，略煮片刻，加生菜片稍煮即可。

 虾仁富含蛋白质、锌、钙等，生菜含多种维生素，二者搭配，对视力发育及增进食欲有益。

黄花菜瘦肉粥

材料 大米、猪瘦肉各50克,黄花菜10克。

做法

1. 大米洗净,捞出,沥干;猪瘦肉洗净,切小丁;黄花菜洗净,切小丁。
2. 锅内加水,放入大米煮至滚,用小火慢慢熬煮,待粥稠后加入猪肉丁、黄花菜丁煮沸即可。

功效 黄花菜含有极为丰富的胡萝卜素、维生素C、钙、氨基酸等,与猪肉搭配,能够保护宝宝的视力,提高宝宝抵抗力,还有消食的作用。

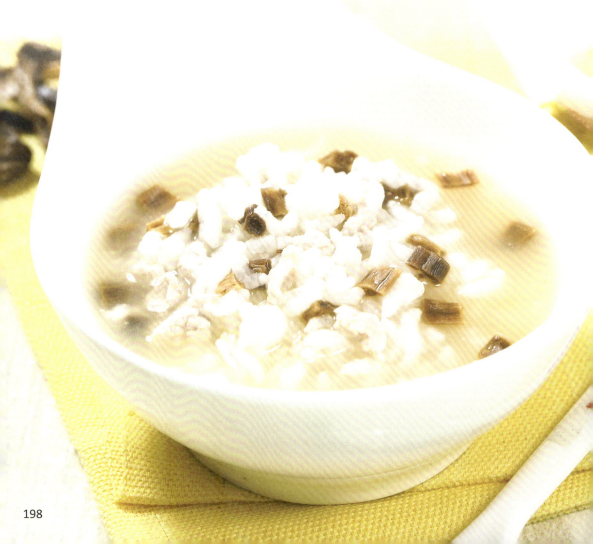

1~2岁宝宝补锌食谱

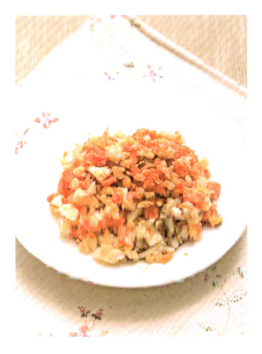

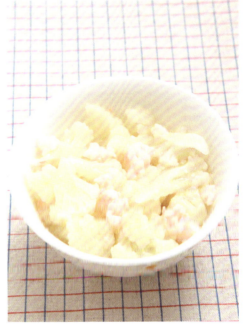

胡萝卜鸡蛋碎

材料 胡萝卜50克，鸡蛋1个。

调料 生抽少许。

做法

1. 胡萝卜洗净，去皮，上锅蒸熟，切碎。
2. 鸡蛋带壳煮熟，去壳，切碎。
3. 将胡萝卜和鸡蛋碎混合搅拌，滴上生抽即可。

虾仁菜花

材料 菜花60克，鲜虾仁20克。

做法

1. 菜花取花冠，洗净，放入开水中煮软；虾仁洗净，切碎。
2. 锅内加水，放入虾仁碎煮熟。
3. 将菜花放入虾肉汤中煮熟即可。

 胡萝卜中的胡萝卜素能调节免疫力，也能促进宝宝视力发育。

 虾仁含有丰富的优质蛋白质和钙，与菜花搭配可促进身体发育。

干贝蒸蛋

材料 鸡蛋1个,干贝20克。

调料 葱末3克,盐1克。

做法

1. 干贝泡软后切碎;鸡蛋打散。
2. 将干贝、盐加入鸡蛋液中,加适量水拌匀,放入蒸笼中,用小火蒸10分钟。
3. 在蒸好的蛋中,撒上葱花即可。

 功效 干贝含丰富的氨基酸、多种矿物质,与鸡蛋搭配,营养更为全面。

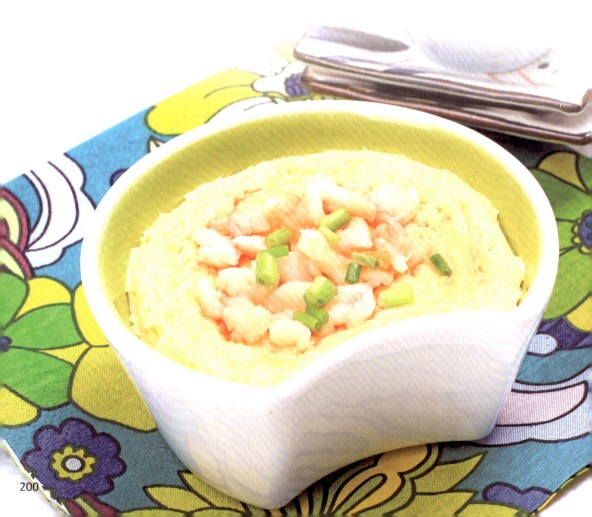

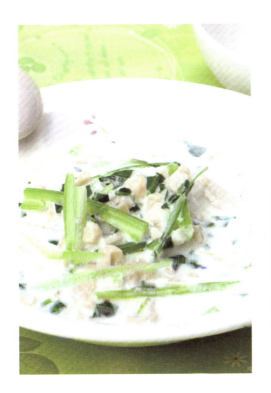

蘑菇奶油烩油菜

材料 油菜80克，嫩芹菜10克，蘑菇碎15克，奶油20克。

调料 盐1克，黄油5克。

做法

1. 锅置于小火上，倒入奶油，煮约5分钟后加入蘑菇碎，煮熟后盛出备用。
2. 油菜洗净后，倒入开水中焯一下，捞出沥干，切碎；嫩芹菜洗净，倒入开水中焯烫，捞出后切成细丝。
3. 将奶油、蘑菇碎、黄油、盐倒在一起，搅拌均匀，再加入油菜碎、芹菜丝，搅拌均匀后倒入锅中，小火炖15分钟即可。

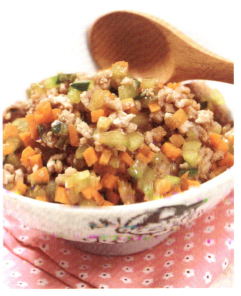

肉末胡萝卜黄瓜丁

材料 猪瘦肉、胡萝卜、黄瓜各25克。

调料 葱末、姜末各3克，酱油5克。

做法

1. 猪瘦肉洗净，切碎，放葱末、姜末、酱油拌匀；胡萝卜、黄瓜洗净，切丁。
2. 锅内倒油烧热，放入猪瘦肉碎煸炒片刻，放入胡萝卜丁，炒1分钟，再放入黄瓜丁稍炒即可。

 猪肉纤维较细，含有优质蛋白质和脂肪，搭配胡萝卜，有助于促进宝宝视力发育，还可以改善宝宝缺铁性贫血。

水果沙拉

材料 苹果 50 克,橙子 15 克,葡萄干 5 克,酸奶 15 克。

做法

1. 苹果洗净后去皮去核,切小块;葡萄干泡软;橙子去皮去子,切小块;将苹果块、葡萄干、橙子块一起盛到盘子里。
2. 将酸奶倒入水果盘里搅拌均匀即可。

功效 苹果富含的维生素、矿物质,营养比较全面。橙子富含维生素 C,能调节免疫力。

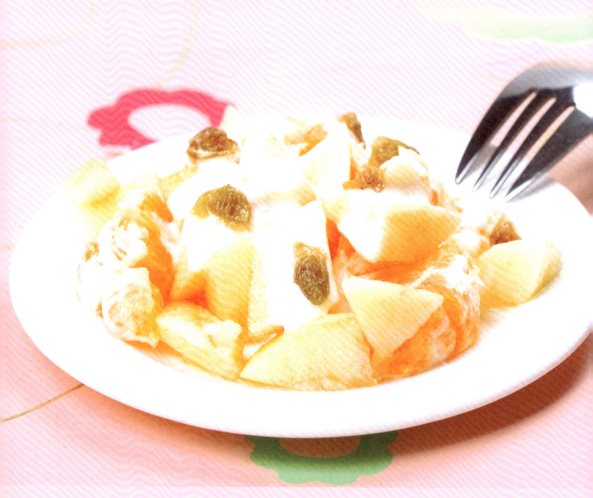

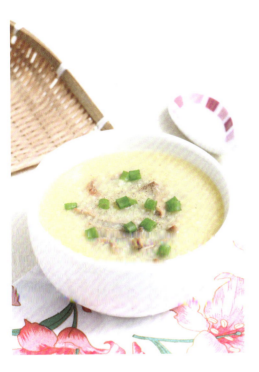
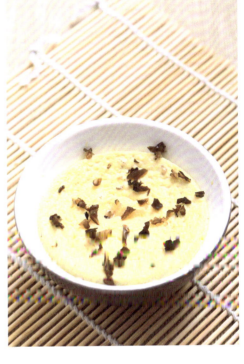

鸡肝小米粥

材料 鲜鸡肝、小米各40克。

调料 香葱末、盐各1克。

做法

1. 鲜鸡肝洗净，切碎；小米淘洗干净。
2. 锅中倒水烧开，放入小米煮开，转小火煮至小米开花，放入鸡肝碎；稍煮即可。
3. 粥煮熟之后用盐调味，再撒上香葱末即可。

功效 鸡肝、小米都富含铁、锌，可促进智力发育，同时还可补铁。

木耳蒸鸭蛋

材料 木耳25克，鸭蛋1个。

调料 白糖少许。

做法

1. 将木耳泡发后洗净，切碎。
2. 鸭蛋打散，加入木耳碎、白糖，添少许水，搅拌均匀后，隔水蒸熟。

功效 木耳和鸭蛋均有滋阴润肺的功效，一起搭配食用，对缓解宝宝咳嗽很有好处。

鱼肉豆芽粥

材料 大米50克，去刺鱼肉30克，豆芽20克。

调料 葱花3克，洋葱5克。

做法

1. 大米淘洗干净，浸泡30分钟；鱼肉洗净，捣碎；豆芽头部捣碎，茎部切成5毫米的小丁；洋葱切碎。

2. 把大米放入开水锅中熬至粥熟，放入鱼肉碎、豆芽头碎、豆芽茎丁、洋葱碎、葱花，小火稍煮即可。

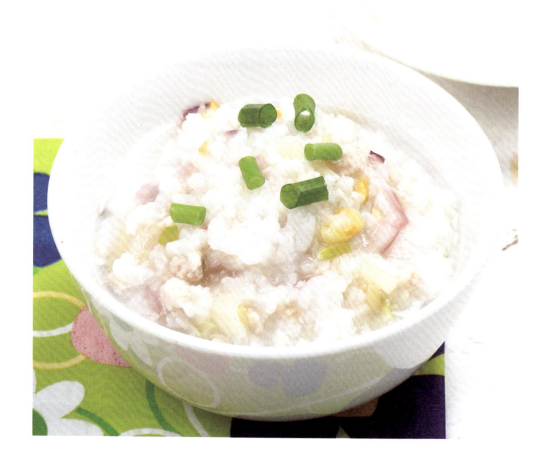

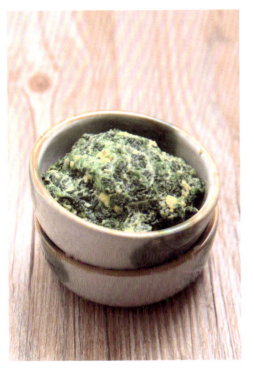
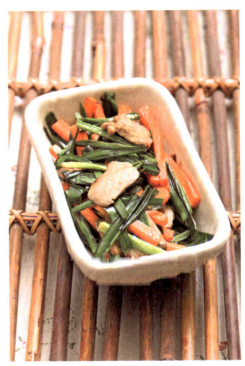

鸡蛋菠菜泥

材料 菠菜20克,鸡蛋1个。

做法

1. 将菠菜洗净,用沸水焯一下,捞出后切碎;鸡蛋打散备用。
2. 在鸡蛋液中加入菠菜碎,搅匀。
3. 锅中加油,烧热,加鸡蛋液,煎至双面成型即可。

 菠菜能促进宝宝脑神经的发育,同时可以预防缺铁性贫血;鸡蛋黄有健脑益智的功效,很适合宝宝吃。

韭菜炒鸭肝

材料 鸭肝50克,韭菜60克,胡萝卜40克。

调料 酱油、盐各适量。

做法

1. 将胡萝卜洗净,去皮,切条;将韭菜洗净,切段;将鸭肝洗净,切片,在沸水中焯烫,沥干,用酱油腌渍。
2. 炒锅置火上,倒植物油烧热,放入鸭肝片煸熟,盛出待用。
3. 锅留底油烧热,倒入胡萝卜条和鸭肝片翻炒,加入韭菜段翻炒片刻,调入盐略炒即可。

南瓜黄豆粥

材料 南瓜80克,黄豆15克,碎大米25克。

调料 盐少许。

做法

1. 黄豆洗净,泡30分钟;南瓜洗净,切块;碎米洗净,加少许盐和橄榄油,腌30分钟以上。
2. 锅中加入腌好的碎米、黄豆、南瓜块和适量清水,大火煮沸后换小火煮10分钟即可。

 功效 南瓜能够保护宝宝肠胃和视力,还能预防佝偻病。黄豆能为机体提供优质蛋白质。

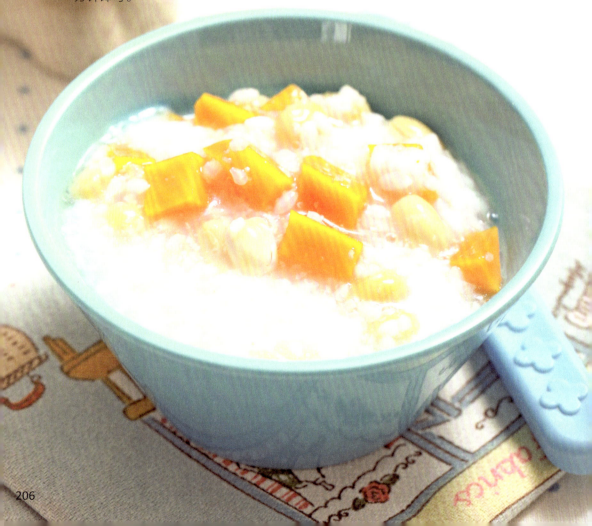

2~4岁 宝宝补锌食谱

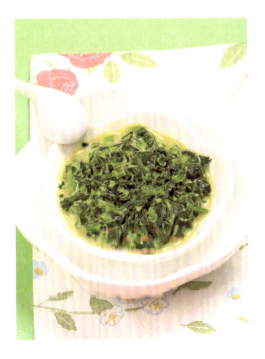

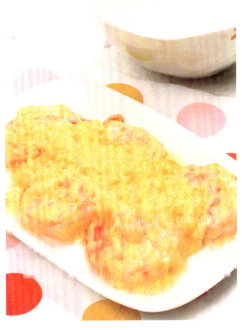

奶油菠菜

材料 菠菜50克，奶油15克。

调料 盐、黄油各少许。

做法

1. 将菠菜洗净，用沸水焯烫，捞出后切碎。
2. 锅置火上，放适量黄油，烧化后倒入奶油，下菠菜碎炒2分钟，加盐调味即可。

 菠菜能维护视力健康，促进宝宝生长发育。

奶油虾仁

材料 鲜虾仁70克，奶油10克，鸡蛋1个。

调料 盐1克。

做法

1. 将虾仁用水浸泡，挑去虾线，洗净，控干水分；将鸡蛋打入碗中，打散备用。
2. 锅置火上，放油烧热，下入虾仁大火快炒，加入盐，炒至虾仁熟后盛出备用。
3. 将奶油倒入锅中，小火煮5分钟左右，加入鸡蛋液，快速搅拌，将熟时加入虾仁炒熟即可。

鸡肉丸子汤

材料 鸡肉50克，洋葱10克，白菜15克，蛋清1个。

调料 盐2克，鸡汤100克。

做法

1. 鸡肉洗净，剁成泥；洋葱去老皮，切碎；白菜洗净，切碎。
2. 将鸡肉泥、洋葱碎、白菜碎、蛋清和盐搅匀，捏成直径2厘米的丸子。
3. 锅中加鸡汤和水，烧开后加入鸡肉丸子煮熟即可。

功效 鸡肉是锌、铜的良好来源，并具有一定的抗氧化、解毒作用，在促进宝宝智力发育上能起到很好的作用。

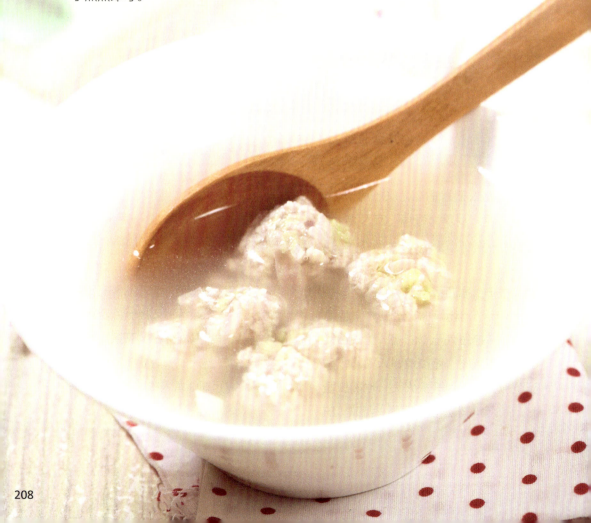

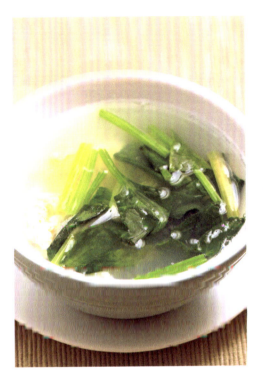
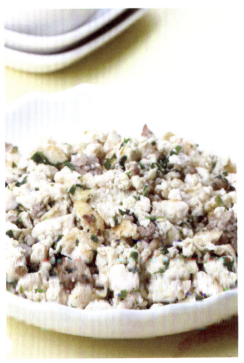

鹌鹑蛋菠菜汤

材料 鹌鹑蛋4个，菠菜50克。

调料 盐、香油各少许。

做法

1. 将鹌鹑蛋洗净，磕入碗中，打散；将菠菜择洗干净，放入沸水中焯烫，捞出后沥干水分，切段。
2. 锅置火上，倒入适量清水烧开，淋入鹌鹑蛋液搅成蛋花，放入菠菜段，加盐搅拌均匀，淋上香油即可。

香椿肉末豆腐

材料 香椿芽20克，豆腐50克，肉末10克。

做法

1. 香椿芽洗净，切碎；豆腐冲洗后压成豆腐泥。
2. 锅置火上，爆香肉末，下入香椿芽碎，然后放入豆腐翻炒3分钟左右即可。

培根焗扇贝

材料 扇贝200克,培根30克。

调料 蒜、盐、鲜法香、牛油各适量。

做法

1. 取出扇贝肉,洗净泥沙,沥干水分,加盐腌渍5分钟;只留下一面扇贝壳,洗净;培根切碎;鲜法香择洗干净,切碎;蒜去皮,洗净,切成蒜末。
2. 炒锅置中火上,放入牛油烧至化,下入培根碎煸至出油,盛出沥油;原锅内放入扇贝肉煸炒至变色;洗净的扇贝壳上放煸炒后的扇贝肉,撒上培根碎和蒜末,摆在烤盘里。
3. 烤箱预热至220℃,放入扇贝烘烤至蒜末色泽金黄,取出,撒上法香碎即可。

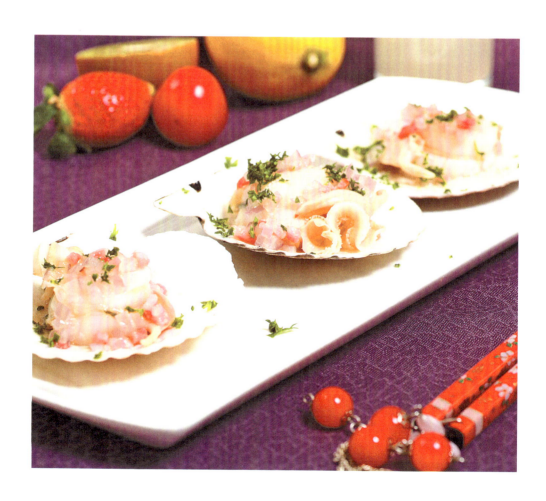

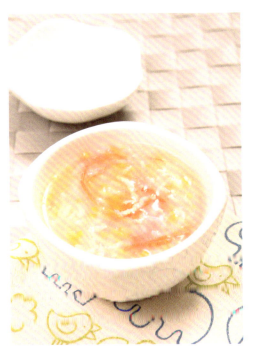
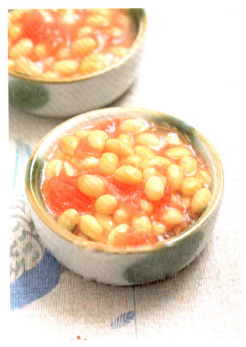

胡萝卜西芹鸡肉粥

材料 大米80克，胡萝卜、鸡肉各50克，西芹20克。

调料 盐、香油各1克。

做法

1. 将大米淘洗干净，浸泡30分钟；将胡萝卜洗净，去皮，切丝；将西芹洗净，切成末；将鸡肉洗净，切丝。

2. 锅中放油，油热后放入胡萝卜丝和西芹末翻炒，倒入鸡丝炒至发白后盛出。

3. 另起锅，锅中加适量清水，倒入大米，大火煮沸后转小火慢熬，煮至米粥熟烂后加入胡萝卜丝、西芹末、鸡丝，再次煮开时加盐和香油调味即可。

茄汁黄豆

材料 黄豆100克，番茄50克。

调料 水淀粉5克，盐1克。

做法

1. 黄豆提前泡6小时，待完全泡开后倒掉泡豆的水；番茄洗净，去皮，切块。

2. 把黄豆放入砂锅中，加水没过黄豆，大火煮开后撇去浮沫，加盐并转小火煮，待黄豆煮至快软烂时加入番茄块，大火煮开后转小火继续煮。

3. 待番茄煮烂成汁且黄豆完全煮熟后，用大火收汁，加盐调味，并用水淀粉勾芡即可。

清蒸牡蛎

材料 新鲜牡蛎 500 克。

调料 生抽、芥末各适量。

做法

1. 新鲜牡蛎用刷子刷洗干净；生抽和芥末调成味汁。
2. 锅内放水烧开，将牡蛎平面朝上、凹面向下放入蒸屉。
3. 蒸至牡蛎开口，再过 3~5 分钟出锅，蘸味汁食用即可。

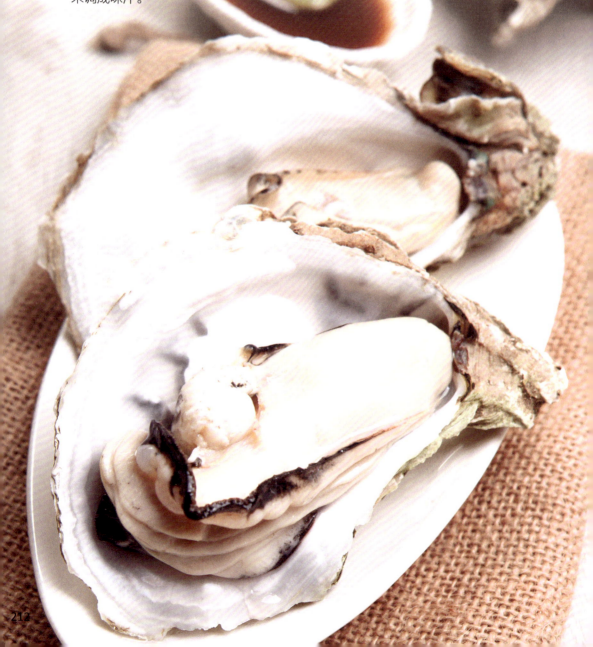

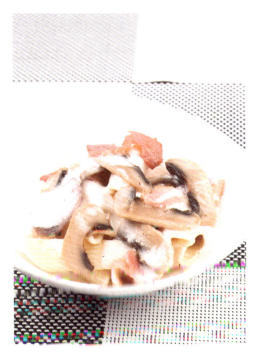
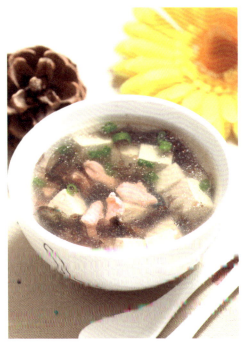

奶油口蘑培根面

材料 斜管面100克，洋葱、淡奶油、口蘑各30克，培根40克。

调料 蒜末、芝士粉各10克，白汁50毫升，盐适量。

做法

1. 培根切片；口蘑洗净，切片。斜管面煮熟后捞起，过水沥干，调入橄榄油拌匀备用；洋葱洗净，切碎。
2. 用油把蒜末和洋葱碎炒香，再下入培根片炒香，然后加入口蘑片翻炒。
3. 加入煮好的斜管面炒香，然后调入淡奶油、白汁搅拌均匀。
4. 加盐，炒至酱汁黏稠起锅，盛入盘中，撒上芝士粉即可。

三文鱼汤

材料 三文鱼40克，豆腐50克，紫菜5克。

调料 葱花适量。

做法

1. 三文鱼肉洗净，切小块；豆腐洗净，切小块；紫菜撕小片。
2. 锅置火上，加水烧开，放入三文鱼块煮熟，加紫菜片、豆腐块煮2分钟，最后撒上葱花即可。

功效 三文鱼肉质紧密鲜美，营养价值很高，宝宝常食可促进大脑发育、维持视力正常。此外，还可改善宝宝消化不良的症状。

蜜汁烤鸡翅

材料 鸡翅中300克,白芝麻10克。

调料 蜂蜜15克,生抽、番茄酱、蒜蓉、料酒各10克。

做法

1. 将鸡翅中洗净,用牙签在每个鸡翅上戳小洞。
2. 在碗中加入番茄酱及蜂蜜、生抽、料酒和蒜蓉,调成烧烤酱。
3. 将鸡翅在烧烤酱中搅拌一下,使其裹料均匀。
4. 用保鲜膜将碗蒙好,放入冰箱冷藏5小时。
5. 将鸡翅上的蒜蓉清除干净,放在烤架上,烧烤8分钟左右后将鸡翅翻面,再烤8分钟左右,取出。
6. 用刷子在鸡翅两面刷上烧烤酱,撒上白芝麻,继续烤2~4分钟,中间需翻面,待鸡翅呈金黄色时即可出炉。

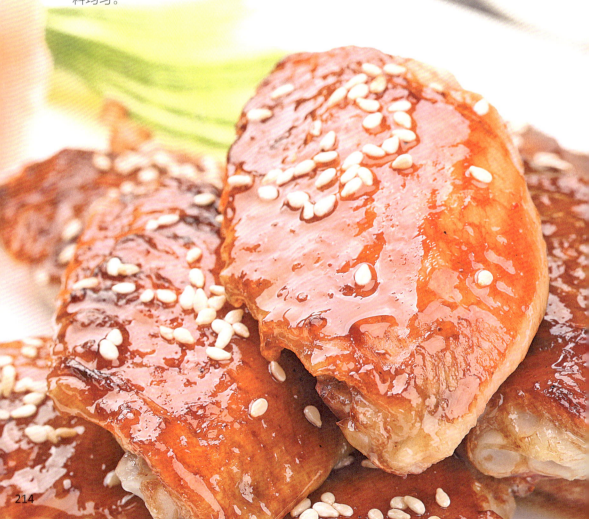

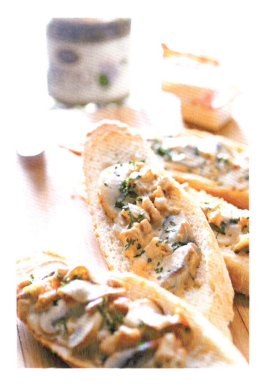
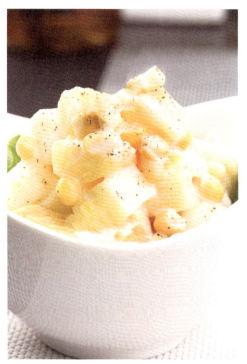

奶香口蘑面包

材料 长条面包1根,去皮鸡腿肉50克,口蘑60克,洋葱40克,淡奶油30克。

调料 鲜法香8克,黄油3克,盐2克。

做法

1. 长条面包斜切成面包片,放入烤箱中烤至色泽焦黄,取出,装盘;去皮鸡腿肉洗净,切丁;口蘑洗净,切薄片;洋葱洗净,切碎;鲜法香洗净、切碎。
2. 炒锅倒黄油烧热,炒香洋葱碎,加鸡丁、口蘑片炒熟,淋入淡奶油和适量清水,熬制浓稠,加盐调味。将炒好的食材抹在面包片上即可食用。

玉米苹果沙拉

材料 苹果、甜玉米粒各100克,柠檬15克。

调料 白胡椒粉、黑胡椒碎各5克,沙拉酱适量。

做法

1. 柠檬挤汁,放入水中;苹果去皮去核,切成四方丁,放入加适量柠檬汁的水中浸泡3~5分钟,沥干水分。
2. 将沙拉酱放入容器中,加苹果丁、甜玉米粒一起搅拌均匀,加白胡椒粉、黑胡椒碎调味即可。

肉镶口蘑

材料 口蘑、牛肉末各70克,鸡蛋1个。
调料 香葱碎5克,盐2克,白胡椒粉1克。

做法

1. 口蘑洗净,沥干水分,去蒂,将切下的蒂部切碎,口蘑伞备用;鸡蛋洗净,打散成鸡蛋液,放入盐、白胡椒粉和切碎的口蘑蒂搅拌均匀。
2. 汤锅置火上,倒入适量清水烧开,放入口蘑伞焯烫1~2分钟,捞出沥干水分。
3. 炒锅置火上,倒油烧热,放入牛肉末煸熟,淋入鸡蛋液炒至蛋液凝固,盛出,制成酿馅。
4. 将做好的馅放入口蘑伞中,撒上香葱碎即可。

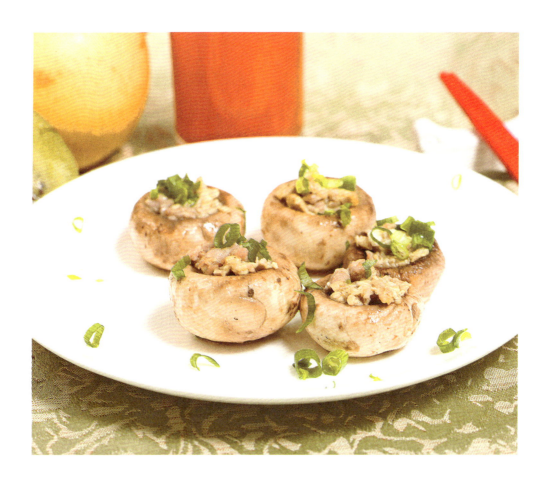

4~6岁 宝宝补锌食谱

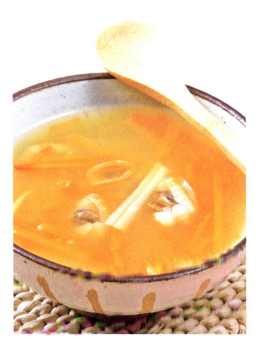

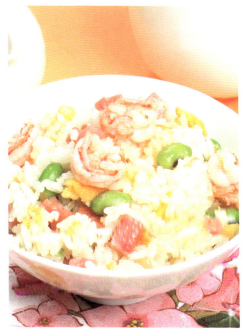

牡蛎南瓜羹

材料 南瓜50克,鲜牡蛎30克。
调料 盐1克,葱丝3克。
做法

1. 南瓜洗净,去皮去瓤,切成细丝;牡蛎洗净,取肉。
2. 锅置火上,加入适量清水,放入南瓜丝、牡蛎肉、葱丝,大火烧沸,改小火煮,盖上盖熬至成羹,加入盐调味,即可。

扬州炒饭

材料 米饭80克,虾仁20克,火腿丁15克,熟青豆8克,鸡蛋1个。
调料 葱花5克,盐、淀粉各2克。
做法

1. 鸡蛋分开蛋清和蛋黄,将蛋黄打散。
2. 虾仁加鸡蛋清、盐、淀粉拌匀,放油锅中滑熟,盛出,控油。
3. 净锅倒油烧热,倒鸡蛋黄液拌炒,加葱花炒香。
4. 放米饭、火腿丁、虾仁、熟青豆翻炒,加盐翻炒均匀即可。

罗勒蛤蜊汤

材料 新鲜蛤蜊 100 克。

调料 盐、柴鱼素、香油各少许，新鲜罗勒嫩叶、姜丝各 10 克。

做法

1. 蛤蜊和罗勒嫩叶分别洗净。
2. 锅置火上，倒入清水煮沸，将蛤蜊和姜丝放入锅中。
3. 等到蛤蜊开口后加盐和柴鱼素调味，放入新鲜罗勒叶，淋入香油调味即可。

功效 蛤蜊含锌、碘、钙、磷、铁等多种矿物质，宝宝常食对智力、视力发育有利。

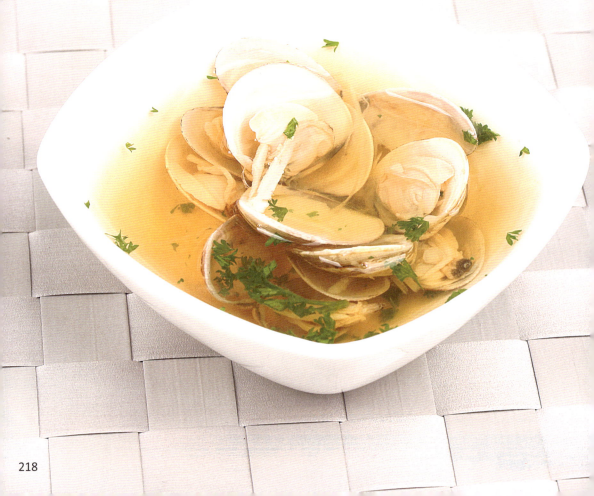

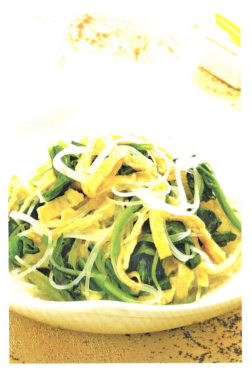
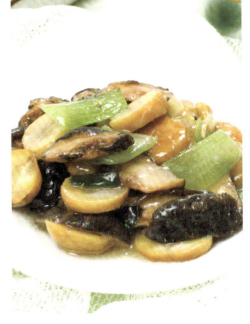

三彩菠菜

材料 菠菜50克，粉丝25克，鸡蛋1个。

调料 蒜末3克，盐2克，香油1克。

做法

1. 菠菜洗净，焯烫，捞出后切长段；粉丝泡发，剪长段；鸡蛋打散备用。
2. 锅内放油烧热，摊鸡蛋饼，切丝。
3. 锅内放油烧热，炒香蒜末，加菠菜段、粉丝段炒至将熟。
4. 倒入炒熟的鸡蛋丝、盐、香油，翻炒至熟即可。

板栗油菜炒香菇

材料 水发香菇50克，板栗肉40克，油菜50克。

调料 葱花、蒜片、淀粉各5克，盐2克，水淀粉15克，香油少许。

做法

1. 水发香菇洗净，去蒂，切片；板栗肉切片，放开水中焯烫，捞出，沥干；油菜洗净，切段。
2. 锅内倒油烧热，下香菇片滑油至微黄，盛出。
3. 油锅烧热，放板栗肉片、油菜段、香菇片、葱花、蒜片、水后烧开，放盐调味，用水淀粉勾芡，淋上香油即可。

香煎鳕鱼

材料 净鳕鱼肉100克,鸡蛋半个,牛奶50毫升,面粉20克。

调料 盐2克,胡椒粉、法香末各3克。

做法

1. 鳕鱼肉洗净,控干;鸡蛋打成蛋液,与牛奶搅拌均匀。
2. 将面粉、胡椒粉、盐与法香末混合拌匀。
3. 将鳕鱼肉先裹满蛋液,再两面均匀地裹上面粉,抖掉多余的面粉。
4. 平底锅置火上,倒油烧至八成热后改成中火,将鳕鱼肉煎约2分钟,至鱼肉成熟即可。

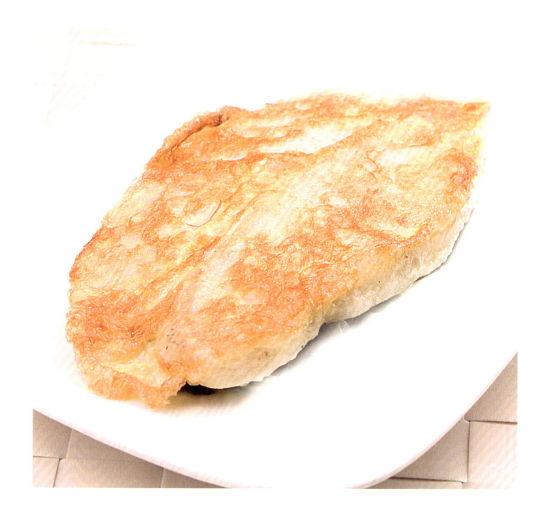

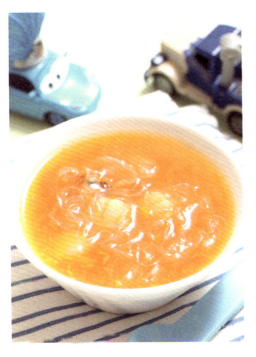

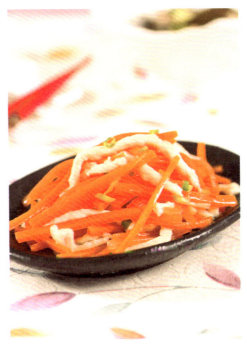

粉丝扇贝南瓜汤

材料 扇贝肉60克,粉丝10克,南瓜30克。

调料 蒜泥、盐、蚝油、淀粉、料酒各适量。

做法

1. 粉丝泡开;扇贝肉洗净,裙边与肉分开,扇贝肉上划十字,两边都加入少许料酒腌制后,用热水焯烫;南瓜去皮去瓤,洗净后煮熟,压泥,做成汤。
2. 锅中放油,加热爆香蒜泥,先后加入适量蚝油和清水,烧开;将裙边和扇贝倒入锅中,烧至入味后捞出,加入粉丝煮开,加盐调味。
3. 粉丝捞出,放入盘中,加入裙边,倒入南瓜汤,最后加扇贝即可。

胡萝卜炒肉丝

材料 胡萝卜80克,猪里脊肉50克。

调料 料酒、酱油各5克,盐、淀粉各2克,葱末、姜末各3克。

做法

1. 将胡萝卜洗净,去皮,切丝;将猪里脊肉洗净,切丝,用酱油、淀粉抓匀腌渍10分钟。
2. 锅内放油,爆香葱末、姜末,倒入肉丝、胡萝卜丝炒熟,加盐调味即可。

 猪里脊肉可以补充蛋白质、铁,胡萝卜含有丰富的胡萝卜素。胡萝卜素是脂溶性营养素,能在体内转化成维生素A。

蒜煎虾

材料 海虾300克。

调料 蒜末30克,盐2克,胡椒粉少许。

做法

1. 海虾洗净,剪去虾须,把虾背上的虾壳剪开,再用刀沿虾背把虾肉片开,不要切断,去除虾线,用刀背把虾拍扁,再用刀背在虾肉上轻敲几刀。
2. 把处理好的虾加入适量盐、胡椒粉抓匀,腌渍10分钟。
3. 蒜末加入少许植物油拌匀,制成蒜蓉。
4. 把蒜蓉放入虾的背部中间,抹匀,穿上竹签。
5. 锅置火上,倒入油烧热,将虾放入,用小火慢煎至虾变红,装盘即可。

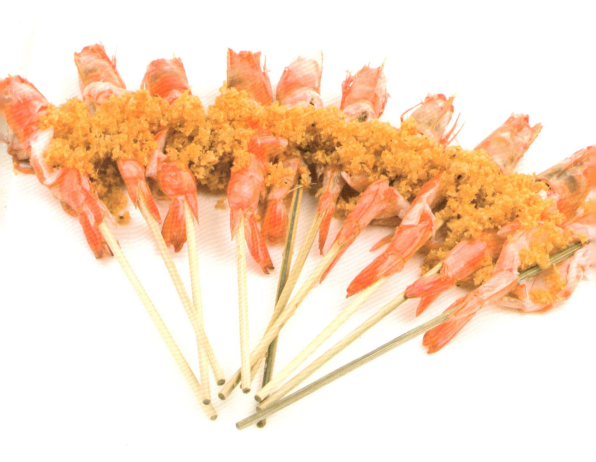

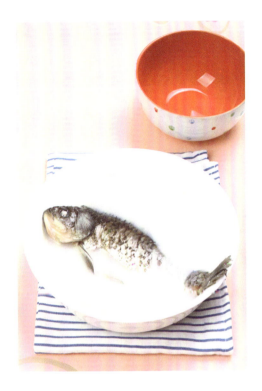
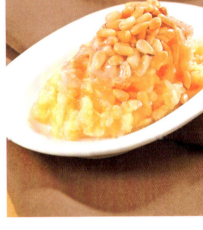

鲫鱼汤

材料 鲫鱼100克。

调料 姜片、橘皮各10克，盐2克。

做法

1. 将鲫鱼去鳞、鳃和内脏，洗净；将姜片、橘皮一起用纱布包好，填入鱼腹内。
2. 锅内加适量水，放入处理好的鲫鱼，小火炖熟，加盐调味即可。

 鲫鱼对宝宝脾胃虚弱有改善作用。

松子薯泥

材料 红薯80克，松子30克，玉米粒20克，鸡蛋黄1个。

调料 蜂蜜、奶油各适量。

做法

1. 红薯洗净，放入烧沸的蒸锅中蒸20分钟，取出后凉凉，用勺子刮成泥，放入鸡蛋黄、奶油和玉米粒，搅匀。
2. 锅置火上，放油烧热，倒入红薯泥，小火翻炒均匀，盛入盘中，淋入蜂蜜，撒上松子即可。

 松子富含锌，儿童每天适量食用可维持正常食欲，增强抵抗力，与红薯搭配，可促进肠胃蠕动，缓解小儿便秘。

虾仁山药

材料 山药80克，虾仁50克，玉兰片、白果、水发木耳各30克。

调料 葱花、姜丝各2克，料酒5克，盐2克。

做法

1. 山药洗净，去皮切小块；玉兰片切丁；虾仁洗净；木耳撕成小朵；白果焯水。

2. 锅置火上，放油烧热，下葱花、姜丝炒出香味，放玉兰片丁、白果、木耳和山药块，加盐、醋、料酒炒几下，放虾仁炒至熟即可。

 虾仁含锌、维生素A，山药含膳食纤维，二者搭配，可有利于维持宝宝视力正常、促进智力发育，且能增强脾胃消化吸收功能。

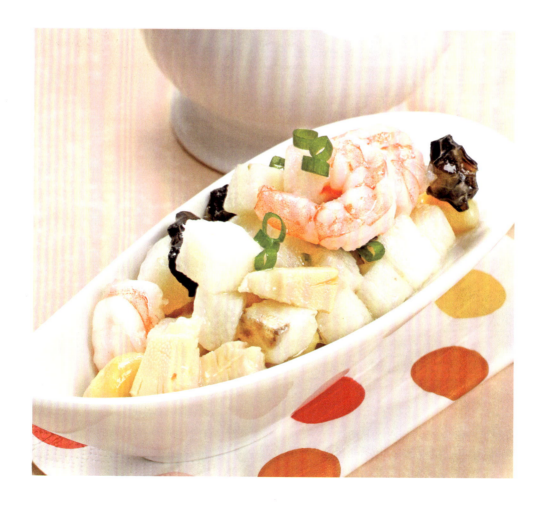